Es konnte alle treffen

Sabine Bade | Roland Didra

Es konnte alle treffen

Gedenkbuch für die Konstanzer Opfer von NS-Zwangssterilisation und „Euthanasie"-Verbrechen 1934–1945

Mit einem Vorwort von Aleida Assmann

Hartung-Gorre Verlag Konstanz

Gewidmet den bisher bekannten 319 Konstanzerinnen und Konstanzern, die unter dem NS-Regime Opfer von Zwangssterilisationen und „Euthanasie"-Morden wurden.

Wir verknüpfen mit der Nennung ihrer Namen und der Rekonstruktion ihrer Schicksale die Hoffnung, einen Anstoß für weitere Forschungen zu geben, um diese Frauen, Männer und Kinder in das kollektive Gedächtnis der Stadt Konstanz zurückzuholen.

Bibliografische Information der Deutschen Bibliothek
Die Deutsche Nationalbibliothek verzeichnet diese Publikation in der Deutschen Nationalbibliografie; detaillierte bibliografische Daten sind im Internet über http://dnb.dnb.de abrufbar.

Erste Auflage 2024

Lektorat: Brigitte Matern
Gestaltung: Tina Koch

Hartung-Gorre Verlag Konstanz
ISBN 978-3-86628-803-4

INHALTSVERZEICHNIS

VORWORT VON ALEIDA ASSMANN

Die nationalsozialistischen Patienten-Morde sind in jeder Hinsicht eines der dunkelsten Kapitel deutscher Geschichte. Nicht nur wurde Menschen mit körperlicher oder geistiger Behinderung die Menschenwürde und ihr Recht auf Schutz und Leben entzogen, diese Leidens-Geschichte blieb auch aufgrund enger familialer, sozialer und institutioneller Verstrickungen über mehr als 70 Jahre lang ein Tabuthema in der Gesellschaft. Eine gezielte Spurensuche und historische Forschung entstanden erst in den 1980er Jahren, doch diese Erinnerungsgeschichte ist noch lange nicht in der Mitte der Gesellschaft angekommen.

Weil es für diese Kranken keine symbolischen Zeugen wie die Holocaust-Überlebenden gab und auch keine Erinnerungsaktivisten, die sich für einen Bewusstseinswandel in der Öffentlichkeit einsetzten, blieb ihr Schicksal lange unter einer Decke des Schweigens verborgen. Der Komplex von Verbrechen und sozialem Tabu, Scham und Schuld, die Verschränkung von Tätern, Denunzianten, Opfern und Institutionen und die Gefühle von Trauer, Trauma und Ohnmacht verhinderten lange Zeit die Thematisierung und damit die soziale und öffentliche Erinnerung an dieses dunkle Kapitel deutscher Geschichte.

In dieser Ära des bleiernen Schweigens wurden viele Spuren der Verbrechen getilgt. In Hartheim begann der NS-Staat sogar schon vor Kriegsende damit, Spuren zu verwischen. KZ-Häftlinge aus Mauthausen mussten Rückbauarbeiten durchführen und die Tötungsanlagen entfernen. In einem Prozess im Jahre 1965 sagte eine ehemalige Verwaltungsmitarbeiterin der „Euthanasiemordaktion" aus: „Im Herbst 1944 kam ich für ca. 4 Wochen nach Hartheim, es können auch 6 Wochen gewesen sein. Meine Tätigkeit bestand lediglich darin, Akten zu vernichten."[1]

Wochenlang waren Aktenvernichterinnen bemüht, die Spuren der Verbrechen zu beseitigen. Aber aufgrund der umfassenden Bürokratie des Todes, die für das NS-Regime charakteristisch ist, war dies gar nicht so einfach: „Überall in den Krankenhäusern und Heimen, in den Tötungsanstalten vorgeschalteten Zwischenanstalten, aus der Zentrale der Tötungsaktion ebenso wie in den Verwaltungen der Länder und Provinzen sind Unterlagen geblieben, die inzwischen ihren Weg in die öffentlichen Archive oder die Archive der Einrichtungen gefunden haben."[2]

Während die Opfer vergessen wurden, machten die Ärzte, die dem NS-Gesundheitssystem gedient hatten, nach dem Krieg weiter Karriere. Sie kamen auf Lehrstühle oder wurden Institutsleiter in der Bundesrepublik, einige wurden Ehrenbürger, nach anderen wurden Straßen benannt. Um diesen Trend in der Nachkriegszeit nachhaltig zu brechen, bedurfte es einer neuen Generation, die bereit war, Verantwortung zu übernehmen. Tatsächlich änderte sich die Situation in den 1980er Jahren, als junge Ärzte der 68er-Kriegs- und Nachkriegsgeneration in den Kliniken als Oberärzte Stellen antraten und begannen, sich mit der Geschichte ihrer Institution auseinanderzusetzen. Einige von ihnen entdeckten in den Metallschränken ihrer Kliniken alte Krankenakten und brachten die Forschung in Gang.

Doch es dauerte eine weitere Generation, bis auch die Öffentlichkeit bereit war, diese Geschichte anzunehmen und der Erinnerung Raum zu geben. Anders als in Hartheim wurde in Grafeneck das Gebäude, in dem die Gas-Morde an den Patienten verübt worden waren, erst 1967 abgerissen und durch landwirtschaftliche Gebäude ersetzt. Bald danach entstanden auf dem nahe gelegenen Friedhof Zeichen und Symbole, die die Angehörigen der Opfer dort anbrachten. Der Leiter der Gedenkstätte, Thomas Stöckle, rekonstruiert verschiedene Stufen der Rückkehr der Erinnerung: Es begann zunächst mit einer symbolischen Markierung des historischen Ortes des Geschehens, worauf die Einrichtung einer Gedenkstätte folgte. Diese war zunächst primär ein Ort der Trauer für die Familien der Opfer, die dort ihre Erinnerung pflegten. Aus der Gedenkstätte ging dann eine neue historische Forschung hervor, die zu einer systematischen Dokumentation führte und den Grundstein legte zu einem allgemeinen Besichtigungs-, Lern-, Fortbildungs- und Bildungsort für Schulen und die gesamte Gesellschaft.[3]

Im Rahmen der NS-Verbrechen ist das „Euthanasie"-Programm der am längsten vergessene Massenmord. Holocaust und „Euthanasie" unterscheiden sich sowohl in der Größenordnung der Verbrechen als auch in ihrem Bekanntheitsgrad. Während dem Holocaust sechs Millionen Juden zum Opfer fielen, wurden durch das „Euthanasie"-Programm bis zu ca. 300.000

Menschen ermordet, darunter auch KZ-Häftlinge. Es bestehen enge Verbindungen zwischen dem, was in der NS-Terminologie „Endlösung" genannt wurde, nämlich die systematische Erfassung und Vernichtung der europäischen Juden, und dem, was in der NS-Terminologie als „Euthanasie" bezeichnet wurde, nämlich die systematische Erfassung und Vernichtung geistig und körperlich behinderter Menschen. Beiden Opfergruppen wie auch anderen rassisch Verfolgten wurde systematisch ihre Menschenwürde und ihr Recht auf Leben abgesprochen. In beiden Fällen geschah dies im Rahmen des ideologischen Phantasmas eines kollektiven deutschen „Volkskörpers", dessen Kraft und Potenz vor rassischer „Verunreinigung" und genetischer „Degeneration" bewahrt werden mussten. Und nicht nur das: Für beide Formen der „Rassenhygiene" wurden dieselben technischen Verfahren der Ermordung durch Gas entwickelt, und in beiden Fällen wurde die Vernichtung der als „innere Gefahr" Gebrandmarkten als ein Staatsgeheimnis behandelt.

Die Verbindungen zwischen den beiden ungleichen Verbrechen gehen noch weiter: Es gab nämlich eine personale Kontinuität zwischen beiden Geschichten des Mordens: Dieselben Teams, die die „Euthanasie" entwickelt und durchgesetzt hatten, wurden anschließend für die Endlösung eingesetzt. Personal der „Aktion T4" kam 1942 in den Vernichtungslagern Bełżec, Sobibór und Treblinka auf polnischem Gebiet bei der „Endlösung der Judenfrage" zum Einsatz. Die „Euthanasie"-Verbrechen werfen ein Licht auf die Gewalt, die der NS-Staat gegen die eigene Bevölkerung richtete. Diese Ermordeten gehörten zu den ersten Opfern des Regimes. Denn als vollgültiges Mitglied dieser Gesellschaft musste man nicht nur der „arischen Rasse" angehören und einen „makellosen" Stammbaum vorweisen, sondern auch von Erbkrankheiten verschont sein und einen ideologisch konformen untadeligen Lebenswandel führen.

Unter solchen Umständen stand das Verhalten der Menschen unter dauernder staatlicher Beobachtung. Wenn ein NS-Funktionär zufällig in eine Wohnung kam und um 12 Uhr mittags feststellte, dass die Frau des Hauses - aus welchen Gründen auch immer (danach wurde gar nicht gefragt) - die Betten noch nicht gemacht hatte und noch kein Essen auf dem Herd kochte, konnte sie bereits als „krank" registriert und gegen ihren Willen in eine Anstalt überführt werden, aus der es dann irgendwann kein Entrinnen mehr gab.[4]

Eine Mutter, die in bitterer Armut eine große Zahl von Kinder aufzuziehen hatte, von dieser Aufgabe überfordert war und an Depressionen litt, wurde in eine psychiatrische Klinik oder in eine Heil- und Pflegeanstalt eingewiesen. „Schweigt und sagt niemandem etwas, sonst werdet ihr geholt", ermahnte der Vater seine Kinder. Wer seine vom Regime vorgeschriebene Rolle nicht optimal erfüllte, war dem Staat suspekt. „Krank zu sein oder Schwäche zu zeigen gehörte sich einfach nicht", so kommentierte ein Zeitzeuge rückblickend diese unerbittliche Norm der Normalität.

Der Mediziner Benno Müller-Hill (1933-2018) gehört zu den Pionieren in Westdeutschland, die die Geschichte ihrer Institution aufgearbeitet haben. In den 1980er Jahren hat er über die Sterilisierung von Geisteskranken geschrieben und in diesem Zusammenhang die Ideologie der Nationalsozialisten kurz und bündig zusammengefasst:

„Die Verschiedenheit der Menschen ist biologisch begründet, sagen sie. Das, was die Juden zu Juden, die Zigeuner zu Zigeunern, die Asozialen zu Asozialen und die Geisteskranken zu Geisteskranken macht, liegt im Blut bzw. in den Genen. Alle die Obengenannten und andere mehr sind minderwertig. Daher darf es keine rechtliche Gleichheit zwischen Minderwertigen und Hochwertigen geben. Es besteht die Möglichkeit, dass sich die Minderwertigen schneller vermehren als die Hochwertigen. Daher muss man die Minderwertigen absondern, sterilisieren, ausmerzen, ausschalten, d.h. töten, sonst macht man sich schuldig am Untergang der Kultur."[5]

Der Begriff der Erbkrankheit war eine Waffe der NS-Mediziner in ihrem Kampf gegen das, was sie als „Untergang der Kultur" bezeichneten. Dieser Begriff erwies sich nämlich als durchaus dehnbar. Symptome, die mit keiner anderen Krankheit in Verbindung zu bringen waren, ließen auf eine Erbkrankheit schließen. Die Erblichkeit von Krankheiten wurde vorausgesetzt, Nicht-Erblichkeit musste vom Opfer bewiesen werden. Die Mediziner träumten in der NS-Zeit davon, „dass über jeden Staatsbürger eine erbbiologische Akte geführt wird". Dabei sollte als Regel gelten: „Wer nicht erbkrank im Sinne des Gesetzes ist, braucht darum noch lange nicht erbgesund und fortpflanzungswürdig zu sein." Und: „So, wie die Dinge liegen, ist nur noch eine Minderheit von Volksgenossen so beschaffen, dass ihre unbeschränkte Fortpflanzung wertvoll für die Rasse ist."[6]

Es dauerte vier Jahrzehnte, bis die Erinnerung an den Holocaust in der Gesellschaft ankam und die Grundlagen zu einer neuen Erinnerungskultur gelegt wurden. Weitere Jahrzehnte dauerte es, bis diese andere Gruppe der NS-Opfer in die deutsche Erinnerungskultur Einlass fand: die von den

Nazis als körperlich und geistig behindert Klassifizierten, die aus ihren Familien herausgeholt, aus Kliniken und Pflegeanstalten abtransportiert und im Rahmen des „Euthanasie“-Programms ermordet wurden.

Erinnern ist mit Arbeit verbunden. Dieses Gedenkbuch ist ein wahres Geschenk für die Stadt Konstanz und ein weiterer wichtiger Schritt auf dem Weg, das lange Schweigen zu brechen. Für ihre großartige Arbeit gebührt den Autoren ein großer Dank. Hier gab es keinen Auftrag – den Auftrag haben sie sich selbst gegeben. Mit Sensibilität, kriminalistischer Akribie und Hingabe wurde Spurensuche in verschiedenen Archiven betrieben und damit eine neue Grundlage für unser Wissen und unser Erinnern geschaffen.

Wenn man es genauer betrachtet, sind es drei Generationen, die hier zusammengewirkt haben, um gemeinsam eine Geschichtslücke im lokalen Raum zu füllen. Der Dank gebührt der Historikerin Sabine Bade, die sich mit großer Kompetenz und persönlichem Engagement der Recherche annahm, um alle erreichbaren Fakten und Namen aufzufinden, aus denen sich die Geschichten und Schicksale der Opfer wieder erschließen lassen. Gestützt wurde sie in ihrer Arbeit durch den langjährigen hoch motivierten Erinnerungsaktivisten Roland Didra, der in dieses Projekt auch durch eine Opfergeschichte in der eigenen Familie involviert ist. Beide haben ihre Arbeit an diesem Gedenkbuch einem Konstanzer Vorkämpfer der Erinnerung gewidmet: dem Psychiater Heinz Faulstich, der am Klinikum Reichenau arbeitete und zum Pionier der historischen Erforschung der Patientenmorde wurde. Als Flakhelfer (Jahrgang 1927) war er selbst noch Kriegsteilnehmer und hat die Wende vom Vergessen zum Erinnern in den 1980er Jahren mit seiner Forschung konsequent betrieben. Denn er war auch ein historischer Zeuge der Abwehr dieser Erinnerung, der sich in einem Klima des Schlussstrichs und des Schweigens als unerschrockener Kämpfer für die Wahrheit und tatkräftiger Anwalt für die Opfer und ihre Angehörigen einsetzte. Wie lange wird es wohl dauern, bis in Konstanz eine Straße nach ihm benannt wird?

Warum ist diese Erinnerung, warum ist dieses Gedenkbuch so wichtig? Weil sie uns mit den Grundfragen des Menschseins und des sozialen Zusammenlebens konfrontiert. „Es gibt nichts Wertvolleres als das menschliche Leben, und deshalb hat der Staat nicht das Recht, Menschen zu töten.“ Dieser Satz könnte als Motto über dem Buch stehen. Er stammt von der Organisation Memorial, die von Putin in Russland verboten wurde und der 2022 der Friedensnobelpreis verliehen wurde. Das Gegenprinzip herrschte nicht nur im Stalinismus, sondern auch im Nationalsozialismus. Man unterschied zwischen wertvollen und wertlosen Menschen und legte dafür rassische und wirtschaftliche Maßstäbe an: Wer eine Erbkrankheit hatte, schadete dem Volkskörper, wer nicht mehr arbeiten konnte, schadete dem Volkswohl. Man geht davon aus, dass jeder 8. Bundesbürger ein Opfer der „Euthanasie" in der Familie hat. Sie fielen durch das rigide Raster der Ideologie und wurden dafür gequält und ausgestoßen. Die Nennung ihrer (Vor-)Namen holt auch die alleingelassenen und ausgestoßenen Opfer der Zwangssterilisation in die Gesellschaft zurück.

1 zitiert nach: Quellen zur Geschichte der "Euthanasie"-Verbrechen 1939-1945 in deutschen und österreichischen Archiven.
Ein Inventar, Im Auftrag des Bundesarchivs bearbeitet von Dr. Harald Jenner 2003/2004: www.bundesarchiv.de/geschichte_euthanasie/Inventar_euth_doe.pdf (Abruf am 13.11.2023)

2 ebd.

3 vgl. Skriebeleit, Jörg und Helm, Winfried: Verdrängt. Die Erinnerung an die nationalsozialistischen „Euthanasie"-Morde, herausgegeben vom Bezirk Oberbayern durch das Zentrum Erinnerungskultur der Universität Regensburg, Göttingen 2023, S. 101.

4 Ich verdanke diese Darstellung dem Historiker Christoph Brass, der eine wichtige Studie, seine Doktorarbeit, diesem Thema gewidmet hat: Zwangssterilisation und ‚Euthanasie' im Saarland 1933-1945, Paderborn 2004.

5 Müller-Hill, Benno: Tödliche Wissenschaft. Die Aussonderung von Juden, Zigeunern und Geisteskranken 1933-1945, Reinbek 1988, S. 26.

6 ebd. S. 34.

Aleida Assmann, geb. 1947, Literatur- und Kulturwissenschaftlerin; Professur in Konstanz und zahlreiche Gastprofessuren im In- und Ausland; Forschungsschwerpunkt: kulturwissenschaftliche Gedächtnisforschung. Sie erhielt neben vielen anderen Ehrungen zusammen mit Jan Assmann 2017 den Balzanpreis und 2018 den Friedenspreis des Deutschen Buchhandels.

WARUM DIESES BUCH?

400.000 Menschen waren während des Nationalsozialismus zwangsweise unfruchtbar gemacht und weitere 300.000 unter dem euphemistischen Schlagwort „Euthanasie“ – „guter“, „süßer“ oder auch „schöner Tod“ – als „lebensunwert“ ermordet worden. Darunter befanden sich auch viele Konstanzer und Konstanzerinnen – Männer, Frauen und Kinder. Was wissen wir in Konstanz über diese Verbrechen? Ist uns bewusst, wie leicht man damals in die verhängnisvollen Mühlen dieser Programme zur „Aufartung zum Schutz der deutschen Volksgesundheit“ hatte geraten können? Dass es fast jede und jeden hätte treffen können, der kein überzeugter Nazi war? Und vor allem: Was wissen wir über das Schicksal der Konstanzer und Konstanzerinnen, die der Zwangsunfruchtbarmachung und den „Euthanasie“-Morden zum Opfer gefallen waren?

All diese Fragen gaben den Anstoß zu diesem Buch. Denn obwohl Heinz Faulstich mit seinen bereits in den 1990er Jahren erschienenen Büchern ein breites Fundament für weitere lokale Forschungen legte, scheint diese große Konstanzer Opfergruppe des NS-Regimes für die lokale Geschichtsschreibung bisher kein Thema zu sein. Um das zu ändern – und um damit einen Anstoß für weitere Recherchen zu geben –, haben wir uns in die Archive begeben, sodass wir heute wenigstens die Untergrenze der Opferzahl genau bestimmen können: Mindestens 319 Frauen, Männer und Kinder aus Konstanz sind Opfer von Zwangssterilisationen und „Euthanasie“-Verbrechen geworden.

Auch in Konstanzer Ämtern und Behörden waren zahlreiche Akteure an diesen Verbrechen beteiligt gewesen. Sie wirkten daran mit, vermeintlich „Erbkranke“ aus der „Volksgemeinschaft“ auszuschließen. Halfen mit, dass beispielsweise Frauen mit Wochenbettdepressionen in eine Anstalt eingewiesen und vergast wurden, dass Menschen, die auf Sozialleistungen angewiesen waren oder die gar nur Flugblätter der verbotenen SPD verteilt hatten, zwangssterilisiert wurden.

Das Buch ist all diesen Konstanzer Opfern gewidmet, deren Schicksal so lange Zeit kaum jemanden interessiert hat.

Sabine Bade und Roland Didra im Dezember 2023

60 000 RM
kostet dieser Erbkranke
die Volksgemeinschaft
auf Lebenszeit
Volksgenosse
das ist auch
Dein Geld
Lesen Sie
Neues
Volk
Die Monatshefte des Rassenpolitischen Amtes der NSDAP

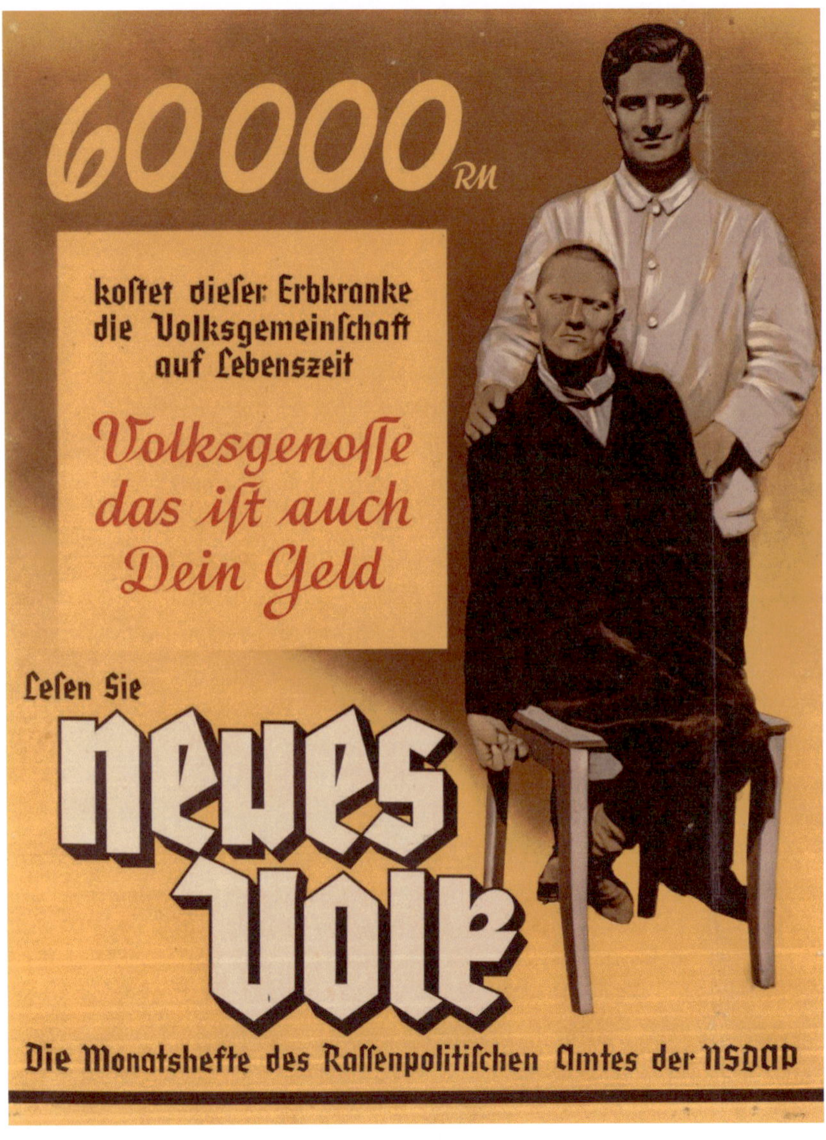

Plakat der NS-Propagandazeitschrift Neues Volk, um 1938

FORSCHUNGSSTAND UND QUELLENLAGE – IN MEMORIAM HEINZ FAULSTICH (1927–2014)

Vor dreißig Jahren schuf der Konstanzer Psychiatriehistoriker Heinz Faulstich mit seiner monumentalen Arbeit über die badischen Heil- und Pflegeanstalten bis 1945 das wissenschaftliche Fundament für ein grundlegendes Verständnis der Vorgänge um das „Euthanasie"- und Zwangssterilisierungs-Programm im deutschen Südwesten während des Nationalsozialismus[1]. Und mit seinem Werk über das beschleunigte Hungersterben in deutschen Anstalten erweiterte er die Kenntnisse über die Grundlagen und Praktiken der dezentralen „Euthanasie"-Morde maßgeblich.[2] Heinz Faulstich (1927–2014) war als stellvertretender Direktor am damaligen Psychiatrischen Landeskrankenhaus Reichenau (heute: Zentrum für Psychiatrie Reichenau, ZfP) über Jahrzehnte hinweg tätig, er war Mitbegründer und zentraler Mentor des Arbeitskreises Psychiatriegeschichte Baden-Württemberg, und vielen gilt er zu Recht als Nestor der Geschichte der Psychiatrie in Baden. Faulstich sah sich darüber hinaus als Psychiater auch in der Verantwortung denjenigen Menschen gegenüber, die die NS-Mediziner verstümmelt hatten. Er half Angehörigen von „Euthanasie"-Opfern bei ihren Recherchen zur Familiengeschichte und unterstützte viele Betroffene der Zwangssterilisationen in ihrem Kampf vor Gericht.

Bei der Arbeit zu diesem Gedenkbuch konnten wir nicht nur auf den Werken von Heinz Faulstich aufbauen, sondern auch auf den biografischen Recherchen der Initiative „Stolpersteine für Konstanz – Gegen Vergessen und Intoleranz".[3] Im Jahr 2005 gegründet, widmet sich diese von einem breiten gesellschaftlichen Bündnis getragene Initiative der Aufarbeitung von Biografien von Verfolgten des Nationalsozialismus – Jüdinnen und Juden, politisch und religiös Verfolgten, „Euthanasie"-Opfern, Zwangssterilisierten, Deserteuren, Sinti, Roma und Homosexuellen – und verlegte bisher 272 Stolpersteine im Rahmen des Erinnerungsprojekts des Künstlers Gunter Demnig.[4] Für unsere weitere Recherchearbeit wurde die wichtigste Informationsquelle zu den Opfern des NS-Zwangssterilisierungsprogramms der Bestand B132/1 „Erbgesundheitsgerichte" des Staatsarchivs Freiburg.[5]

Dieser enthält unter anderem die zu Beginn der 1980er Jahre noch erhalten gebliebenen Akten des Erbgesundheitsgerichts Konstanz und „Sonderakten Erb- und Rassenpflege" des Gesundheitsamts Konstanz.[6] Aus diesem Bestand untersuchten wir die Akten jener Frauen und Männer, deren Wohnsitz innerhalb der heutigen Ortsgrenzen von Konstanz lag, und zwar am Tag des Eingriffs beziehungsweise am Tag vor der Einweisung in die Heilanstalt, aus der heraus die Opfer der Zwangssterilisation unterworfen wurden. Anhand dieser Akten gewannen wir auch Erkenntnisse zu dem in Konstanz praktizierten Verfahren und den Tätern sowie dem Schicksal jener Menschen aus Konstanz, die sich einem Erbgesundheitsverfahren unterziehen mussten. Um die Anonymität der Opfer zu gewährleisten, verzichten wir in diesem Gedenkbuch auf die Angabe der jeweiligen Nummer des Aktenbestandes.

Des Weiteren befinden sich im Generallandesarchiv Karlsruhe statistische Zusammenstellungen des Erbgesundheitsobergerichts Karlsruhe für die Justizbehörden des Landes Baden, die über den Stand der Umsetzung des „Gesetzes zur Verhütung erbkranken Nachwuchses" an das Reichsjustizministerium Bericht zu erstatten hatten. In diesen tabellarischen Zusammenstellungen sind die Anzahl der Anträge auf Unfruchtbarmachung, die Anzahl der Fälle, in denen die Erbgesundheitsgerichte die Unfruchtbarmachung angeordnet hatten, und die Anzahl der tatsächlich erfolgten Zwangssterilisationen aufgeführt. Für das Jahr 1934 liegt eine Jahreszusammenstellung vor, danach waren es bis zum 30. Juni 1941 jeweils Halbjahreszusammenstellungen.[7]

Wichtige Hinweise zu „Euthanasie"-Opfern lieferte uns der „Bestand R179 Kanzlei des Führers, Hauptamt II b", der sich heute im Bundesarchiv in Berlin befindet. Zur Geschichte dieses Bestands: Die Akten der Opfer des „Euthanasie"-Programms im Rahmen der „Aktion T4" wurden in den Jahren 1940/41 von den Heil- und Pflegeanstalten den jeweiligen Bustransporten in die Mordanstalten mitgegeben und in der Zentrale in der Berliner Tiergartenstraße 4 gesammelt. Nachdem die dortige zentrale Abwicklungsabteilung dieser Mordaktion nach Hartheim bei Linz verlegt worden war, vernichtete das Personal Ende 1944 einen großen Teil der circa 70.000 Akten und entnahm den verbliebenen circa 30.000 Akten jene Schriftstücke, die Hinweise auf das „Euthanasie"-Programm hätten liefern können. Kurz vor Kriegsende gelangten die Akten in die Anstalt Pfafferode in Thüringen, wohin auch die T4-Zentrale verlegt wurde. Danach galten sie lange als verschollen, bis sie im Jahr 1990 im ehemaligen „NS-Archiv" des Ministeriums für Staatssicherheit der DDR entdeckt wurden. Das Bundesarchiv stellt seit

August 2018 nach einer langjährigen, intensiv geführten gesellschaftlichen Debatte die Erschließungsinformationen der Krankenakten mit den jeweiligen Personendaten (Namen, Geburtsdaten, Namen der letzten Einrichtungen) im Internet zur Verfügung.[8]

Nicht geschreddert wurde die „Hartheimer Statistik", ein 39-seitiges Heft mit der statistischen Auswertung der Tätigkeiten der sechs Mordanstalten der von Januar 1940 bis August 1941 andauernden „Aktion T4". Die Statistik enthält unter anderem die durch die Morde erzielten Einsparungen an Lebensmitteln (in Kilogramm, umgerechnet in Reichsmark) und die Anzahl der Morde, die als „Desinfektionen" umschrieben worden waren: „Bis zum 1. September 1941 wurden desinfiziert: Personen: 70.273 ..." Major Charles Dameron, Leiter des mit der Untersuchung der Vorgänge in Hartheim betrauten War Crimes Investigating Teams No. 6824 der U.S. Army, fand das Heft im Juni 1945 in einem Metallschrank.[9]

Des Weiteren lieferten uns die Opferlisten/Opferbücher der Mordanstalten Grafeneck und Hadamar und Archive einiger Pflegeanstalten wichtige Hinweise. Mehrere privat verwahrte Dokumente, die uns übergeben wurden, erlaubten darüber hinaus Einblicke in die Familiengeschichten einiger Opfer.

Im Laufe unserer Recherchen konnten wir 319 Konstanzer und Konstanzerinnen identifizieren, die Opfer einer Zwangssterilisation und/oder eines „Euthanasie"-Mordes wurden: 295 Männer und Frauen waren zwangssterilisiert worden, darunter acht, die später auch den „Euthanasie"-Verbrechen zum Opfer fielen und somit zu den insgesamt 32 ermordeten Konstanzer und Konstanzerinnen zählen. Die Gesamtzahl der Konstanzer Opfer, so viel ist heute bereits abzusehen, lag aber deutlich höher. Es bedarf weiterer Untersuchungen, auch ihre Schicksale nachzeichnen zu können.

Noch eine Anmerkung: Wir verwenden in diesem Buch den offiziellen Namen „Heil- und Pflegeanstalt bei Konstanz", so wie er sich auch in allen Akten und Schriftstücken findet.

ZWANGSSTERILISATIONEN IN KONSTANZ

Kranke, behinderte, arme und sozial unangepasste Menschen gehörten zu den ersten Opfern des Nationalsozialismus. Das bereits Mitte Juli 1933 erlassene „Gesetz zur Verhütung erbkranken Nachwuchses" war die erste legislative Maßnahme des nationalsozialistischen Regimes, mit der die neuen Machthaber die „Rassenhygiene" zur Leitlinie ihrer Gesundheits- und Sozialpolitik machten. Mit der Unterscheidung zwischen „erbgesund" und „erbkrank", damit letztlich „lebenswert" und „lebensunwert", wurde ein Instrument eingeführt, das der – aus der Sicht des NS-Regimes – vorliegenden „Degeneration" des deutschen Volkes entgegenwirken sollte. Unerwünschte Bevölkerungsgruppen sollten mit diesem ersten bevölkerungspolitischen Schritt zumindest an der Weitergabe ihrer minderwertigen Erbanlagen gehindert werden. Obwohl dieses sozialdarwinistische Konzept seine Ursprünge im ausgehenden 19. Jahrhundert hatte und die Debatte um „höher-" und „minderwertige" Menschen in fachwissenschaftlichen Kreisen auch vor 1933 international diskutiert wurde, waren derartig rigorose Gesetzesvorhaben vor der Machtübergabe an die Nationalsozialisten weit davon entfernt, eine parlamentarische Mehrheit finden zu können. Faulstich schreibt dazu:

> „Mit dem neuen Regime trat eine qualitative Änderung in der Psychiatriepolitik ein, die weit über das kostenmäßig Erfaßbare hinausging. Die Einstellung des Staates zu psychisch Kranken war eine andere geworden: Ihre Versorgung war nicht nur, wie zuletzt in der Weimarer Republik, eine lästige, weil kostspielige Pflicht – bereits die Existenz der Geisteskranken wurde zur ‚Gefahr für die rassische und biologische Entwicklung des Volkes' erklärt. Rassismus, Eugenik und Bevölkerungspolitik erhielten den Rang einer Staatsdoktrin, und eine radikale Kehrtwendung in der Fürsorgepolitik wurde vollzogen, die nun hauptsächlich für die Förderung der ‚gesunden Anteile des Volkskörpers' sorgen sollte."[10]

Nach den Bestimmungen des „Gesetzes zur Verhütung erbkranken Nachwuchses“ wurden bis zum Ende des „Dritten Reichs“ etwa 400.000 Menschen zwangssterilisiert, nachdem sie pauschal als „erbkrank“ klassifiziert worden waren – neben körperlich und psychisch beeinträchtigten Menschen auch Hilfsschülerinnen, Fürsorgeempfänger, Langzeitarbeitslose und „Asoziale“. Für die Betroffenen stellte diese Operation, die schätzungsweise 5000 Frauen und Männer nicht überlebten, eine grausame Verstümmelung und einen zutiefst traumatisierenden Eingriff in ihre körperliche und seelische Unversehrtheit dar, die sie zeitlebens als „erbkrank“ brandmarkte. Das Zwangssterilisationsprogramm war das erste planmäßige Massenverbrechen des NS-Regimes.

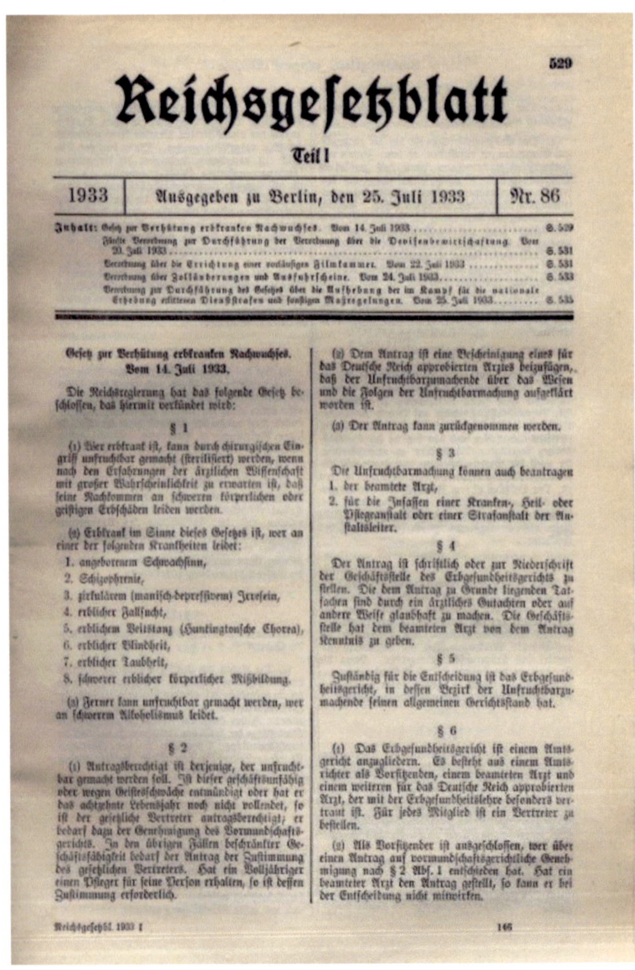

529

Reichsgesetzblatt

Teil I

1933	Ausgegeben zu Berlin, den 25. Juli 1933	Nr. 86

Inhalt: Gesetz zur Verhütung erbkranken Nachwuchses. Vom 14. Juli 1933 .... S. 529
Fünfte Verordnung zur Durchführung der Verordnung über die Devisenbewirtschaftung. Vom 20. Juli 1933 .... S. 531
Verordnung über die Errichtung einer vorläufigen Filmkammer. Vom 22. Juli 1933 .... S. 531
Verordnung über Zolländerungen und Ausfuhrscheine. Vom 24. Juli 1933 .... S. 533
Verordnung zur Durchführung des Gesetzes über die Aufhebung der im Kampf für die nationale Erhebung erlittenen Dienststrafen und sonstigen Maßregelungen. Vom 25. Juli 1933 .... S. 535

Gesetz zur Verhütung erbkranken Nachwuchses. Vom 14. Juli 1933.

Die Reichsregierung hat das folgende Gesetz beschlossen, das hiermit verkündet wird:

§ 1

(1) Wer erbkrank ist, kann durch chirurgischen Eingriff unfruchtbar gemacht (sterilisiert) werden, wenn nach den Erfahrungen der ärztlichen Wissenschaft mit großer Wahrscheinlichkeit zu erwarten ist, daß seine Nachkommen an schweren körperlichen oder geistigen Erbschäden leiden werden.

(2) Erbkrank im Sinne dieses Gesetzes ist, wer an einer der folgenden Krankheiten leidet:

1. angeborenem Schwachsinn,
2. Schizophrenie,
3. zirkulärem (manisch-depressivem) Irresein,
4. erblicher Fallsucht,
5. erblichem Veitstanz (Huntingtonsche Chorea),
6. erblicher Blindheit,
7. erblicher Taubheit,
8. schwerer erblicher körperlicher Mißbildung.

(3) Ferner kann unfruchtbar gemacht werden, wer an schwerem Alkoholismus leidet.

§ 2

(1) Antragsberechtigt ist derjenige, der unfruchtbar gemacht werden soll. Ist dieser geschäftsunfähig oder wegen Geistesschwäche entmündigt oder hat er das achtzehnte Lebensjahr noch nicht vollendet, so ist der gesetzliche Vertreter antragsberechtigt; er bedarf dazu der Genehmigung des Vormundschaftsgerichts. In den übrigen Fällen beschränkter Geschäftsfähigkeit bedarf der Antrag der Zustimmung des gesetzlichen Vertreters. Hat ein Volljähriger einen Pfleger für seine Person erhalten, so ist dessen Zustimmung erforderlich.

(2) Dem Antrag ist eine Bescheinigung eines für das Deutsche Reich approbierten Arztes beizufügen, daß der Unfruchtbarzumachende über das Wesen und die Folgen der Unfruchtbarmachung aufgeklärt worden ist.

(3) Der Antrag kann zurückgenommen werden.

§ 3

Die Unfruchtbarmachung können auch beantragen

1. der beamtete Arzt,
2. für die Insassen einer Kranken-, Heil- oder Pflegeanstalt oder einer Strafanstalt der Anstaltsleiter.

§ 4

Der Antrag ist schriftlich oder zur Niederschrift der Geschäftsstelle des Erbgesundheitsgerichts zu stellen. Die dem Antrag zu Grunde liegenden Tatsachen sind durch ein ärztliches Gutachten oder auf andere Weise glaubhaft zu machen. Die Geschäftsstelle hat dem beamteten Arzt von dem Antrag Kenntnis zu geben.

§ 5

Zuständig für die Entscheidung ist das Erbgesundheitsgericht, in dessen Bezirk der Unfruchtbarzumachende seinen allgemeinen Gerichtsstand hat.

§ 6

(1) Das Erbgesundheitsgericht ist einem Amtsgericht anzugliedern. Es besteht aus einem Amtsrichter als Vorsitzenden, einem beamteten Arzt und einem weiteren für das Deutsche Reich approbierten Arzt, der mit der Erbgesundheitslehre besonders vertraut ist. Für jedes Mitglied ist ein Vertreter zu bestellen.

(2) Als Vorsitzender ist ausgeschlossen, wer über einen Antrag auf vormundschaftsgerichtliche Genehmigung nach § 2 Abs. 1 entschieden hat. Hat ein beamteter Arzt den Antrag gestellt, so kann er bei der Entscheidung nicht mitwirken.

Reichsgesetzbl. 1933 I

146

Reichsgesetzblatt 25. Juli 1933

DAS „GESETZ ZUR VERHÜTUNG ERBKRANKEN NACHWUCHSES"

Das „Gesetz zur Verhütung erbkranken Nachwuchses" (GzVeN) wurde unmittelbar nach der Errichtung des NS-Einparteienstaats am 14. Juli 1933 erlassen und trat am 1. Januar 1934 in Kraft.
In § 1 hieß es:

> „(1) Wer erbkrank ist, kann durch chirurgischen Eingriff unfruchtbar gemacht (sterilisiert) werden, wenn nach den Erfahrungen der ärztlichen Wissenschaft mit großer Wahrscheinlichkeit zu erwarten ist, daß seine Nachkommen an schweren körperlichen oder geistigen Erbschäden leiden werden.
>
> (2) Erbkrank im Sinne dieses Gesetzes ist, wer an einer der folgenden Krankheiten leidet: 1. angeborenem Schwachsinn, 2. Schizophrenie, 3. zirkulärem (manisch-depressivem) Irresein, 4. erblicher Fallsucht, 5. erblichem Veitstanz (Huntingtonsche Chorea), 6. erblicher Blindheit, 7. erblicher Taubheit, 8. schwerer erblicher körperlicher Mißbildung.
>
> (3) Ferner kann unfruchtbar gemacht werden, wer an schwerem Alkoholismus leidet."[11]

Die weiteren Paragrafen des GzVeN regelten, wer einen Antrag auf Unfruchtbarmachung stellen durfte (die Betroffenen selbst wie auch ein Amtsarzt, bei Insassinnen und Insassen von Heil- und Pflegeanstalten oder Strafanstalten der jeweilige Anstaltsleiter), welches Gericht über die Unfruchtbarmachung zu entscheiden hatte (neu einzurichtende Erbgesundheitsgerichte) und legten die Verfahrensabläufe fest. § 12 bestimmte, dass die Sterilisierung auch gegen den Willen der Betroffenen auszuführen und notfalls unter Anwendung von Polizeigewalt durchzusetzen sei. § 15 schließlich verpflichtete alle am Verfahren oder an der Ausführung des chirurgischen Eingriffs beteiligten Personen zur Verschwiegenheit. Zuwiderhandlungen sollten mit einer Gefängnisstrafe von bis zu einem Jahr oder mit einer Geldstrafe geahndet werden. Die Schweigepflicht galt auch für die Betroffenen, denen damit unter Strafandrohung die Möglichkeit genommen wurde, über das erfahrene Leid und die daraus resultierenden Traumata zu reden. Die amtliche Begründung des Gesetzes erläuterte dessen Zielsetzung:

> „Während die gesunde deutsche Familie, besonders der gebildeten Schichten, nur etwa zwei Kinder im Durchschnitt hat, weisen Schwachsinnige und andere erblich Minderwertige durchschnittlich Geburtenziffern von drei bis vier Kindern pro Ehe auf. Bei einem solchen Verhältnis ändert sich aber die Zusammensetzung eines Volkes von Generation zu Generation, so daß in etwa drei Geschlechterfolgen die wertvolle Schicht von der minderwertigen völlig überwuchert ist. Das bedeutet aber das Aussterben der hochwertigen Familien, so daß demnach höchste Werte auf dem Spiel stehen; es geht um die Zukunft unseres Volkes! [...] Schon seit Jahrzehnten haben Vererbungswissenschaftler Deutschlands und anderer Länder ihre warnende Stimme erhoben und darauf hingewiesen, daß der fortschreitende Verlust wertvoller Erbmasse eine schwere Entartung aller Kulturvölker zur Folge haben muß. Von weiten Kreisen wird heute die Forderung gestellt, durch Erlass eines Gesetzes zur Verhütung erbkranken Nachwuchses das biologisch minderwertige Erbgut auszuschalten. So soll die Unfruchtbarmachung eine allmähliche Reinigung des Volkskörpers und die Ausmerzung von krankhaften Erbanlagen bewirken."[12]

Dass das Gesetz aber längst nicht nur die Zwangssterilisierung von kranken und behinderten Männern und Frauen zum Ziel hatte, war kein Geheimnis. Arthur Gütt, Ministerialdirektor im Reichsinnenministerium und einer der geistigen Väter dieses Gesetzes, erläuterte bereits in seiner Rundfunkrede vom 26. Juli 1933, wer im Sinne des Gesetzes darüber hinaus künftig als „erbkrank" galt: etwa Hilfsschüler, Fürsorgeempfängerinnen, Langzeitarbeitslose („Arbeitsscheue") und „Asoziale".[13]

Deren „geistige Minderwertigkeit" sei eine Gefahr für den „gesunden Volkskörper", der entsprechend „gereinigt" werden sollte. Nach Meinung der nationalsozialistischen Machthaber sollten sich diese „Ballastexistenzen" und „unnützen Esser", die sich hemmungslos vermehrten, wenigstens nicht weiter fortpflanzen dürfen. Gütt machte in seiner Ansprache auch keinen Hehl aus den ökonomischen Hintergründen des Gesetzes: Fürsorgeleistungen sollten gezielt eingesetzt und nicht an „geistig Minderwertige" verschwendet werden („Jeder Hilfsschüler kostet während seiner Ausbildung zwei- bis dreimal so viel wie ein gesundes Kind"). Seine deutlichen Worte wiesen über das Gesetz hinaus in eine absehbare Zukunft.

Arthur Gütt war es auch, der zusammen mit dem Psychiater Ernst Rüdin und dem Juristen Falk Ruttke den 1934 erschienenen Kommentar zum GzVeN verfasste.[14] Dabei handelt es sich nicht lediglich um einen Gesetzeskommentar im herkömmlichen Sinn – sondern um ein Kompendium der pseudowissenschaftlichen rassenhygienischen Theorien, in dem selbst ganz praktische Anleitungen zur Ausführung von Sterilisationsoperationen nicht fehlten.

PROPAGANDA ZUR VERBREITUNG DER NS-BEVÖLKERUNGSPOLITIK

Der Erlass des „Gesetzes zur Verhütung erbkranken Nachwuchses" wurde von einer groß angelegten Propagandaaktion begleitet, die die ungemein große Belastung der gesunden arbeitenden Menschen durch die völlig nutzlosen, parasitären Erbkranken zum Ausdruck bringen sollte. Die Nationalsozialisten hatten ihre Bevölkerungspolitik als einen der wichtigsten Punkte ihres Regierungsprogramms bezeichnet und nutzten alle Propagandainstrumente, um die gesamte Gesellschaft mit der Bedeutung der NS-Lehre bezüglich Rasse und Erbgut zu durchdringen.

So organisierte der „Reichsausschuss für Volksgesundheitsdienst" bereits Anfang 1934 in vielen deutschen Städten eine Wanderausstellung zum Thema „Erbgesund - Erbkrank". Der Ausschuss publizierte auch die Zeitschrift *Volk und Rasse.* Joseph Goebbels Propagandaministerium druckte in Millionenauflage Plakate und Broschüren. Das Rassenpolitische Amt der NSDAP produzierte ab 1935 mehrere Propagandafilme, um ihre Ideologie zu verbreiten (unter anderem *Die Sünden der Väter*). In den Schulen wurde „Erb- und Rassenpflege" zum Pflichtthema. Meist wurde der jährliche Aufwand Deutschlands für Erbkranke in den Mittelpunkt gestellt, wie der Vergleich der Lebenshaltungskosten eines Erbkranken und einer „erbgesunden Familie". Die Leistungsfähigkeit für die Volksgemeinschaft wurde zum Maßstab für Wert und Unwert des Lebens. Exemplarisch für dieses Denken ist das Plakat „Hier trägst Du mit".

In allen nationalsozialistischen Organisationen, von der Hitlerjugend bis hin zur SS, wurden Schulungen zum Thema Rassenhygiene abgehalten. „Erbbiologische Öffentlichkeits- und Aufklärungsarbeit" leisteten auch die Ärzte der Heil- und Pflegeanstalt bei Konstanz: Die erste Zielgruppe waren in Konstanz niedergelassene ärztliche Kolleginnen und Kollegen, danach wichtige Multiplikatoren wie z. B. Lehrer und Lehrerinnen, aber auch Mitglieder von NS-Organisationen. Faulstich ermittelte, dass in der Konstanzer Anstalt zu diesen Themen allein im Jahr 1936 fünfundzwanzig Führungen und Vorträge stattgefunden hatten.[15] Er schreibt dazu:

„Wenn bei den zahlreichen Führungen, die in allen Anstalten des Reichsgebiets zur Demonstration der ‚Folgen schlechter Erbanlagen' stattfanden, von Teilnehmern danach gefragt wurde, warum man diese Ballastexistenzen denn noch am Leben erhalte, galt der Zweck der Schulung als erreicht."[16]

Hier trägst Du mit
Ein Erbkranker kostet bis zur Erreichung des
60. Lebensjahres im
Durchschnitt 50.000 RM.

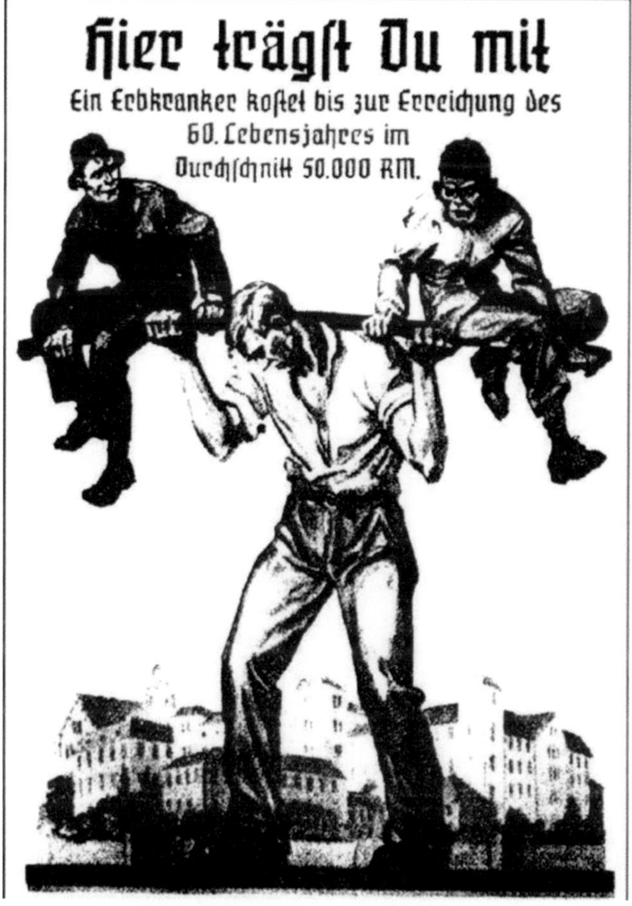

NS-Propagandaplakat in der Monatsschrift Volk und Rasse, 1936

DAS KONSTANZER ERBGESUNDHEITSGERICHT

Um den Eindruck eines gesetzmäßigen Verfahrens zu erwecken, sah das „Gesetz zur Verhütung erbkranken Nachwuchses“ eine gerichtliche Entscheidung vor. Dazu wurden reichsweit neue Sondergerichte gegründet: die Erbgesundheitsgerichte (EGG).

Das Erbgesundheitsgericht beim Amtsgericht

Konstanz /Baden

Antrag des Amtsarztes in Konstanz

auf Unfruchtbarmachung des am 26.11.1895 in Kreuzlingen geborenen, in Konstanz, Schlageterstrasse 25 wohnhaften Maschinenschreibers Anton ▇▇▇▇.

StAF
B312/1
B132/1
502

AM. Nr. XIII 162/19 37

erledigt

RB. 17.
Decke für Erbgesundheitsgerichte.
(chamois Manilak. 1777; A4; 1. 1934; 5000; Z15).

Deckel einer Akte des Erbgesundheitsgerichts Konstanz

Mit der Verordnung des badischen Justizministers Otto Wacker vom 18. Dezember 1933 schuf Baden zum 1. Januar 1934 achtzehn derartige Gerichte und gliederte sie den jeweiligen Amtsgerichten an. Sie hatten ihren Sitz in Achern, Bruchsal, Donaueschingen, Emmendingen, Freiburg, Heidelberg, Karlsruhe, Konstanz, Lörrach, Mannheim, Mosbach, Offenburg, Pforzheim, Rastatt, Stockach, Waldshut, Wertheim und Wiesloch.[17] Das badische Erbgesundheitsobergericht als zweite und letzte Instanz erhielt seinen Sitz am Oberlandesgericht Karlsruhe. Für die Bezirke der Amtsgerichte Konstanz, Radolfzell, Singen und Überlingen wurde das Amtsgericht Konstanz als Sitz des Erbgesundheitsgerichts bestimmt. Es tagte von 1934 bis 1944[18] im Gerichtsgebäude in der Robert-Wagner-Straße 12 (heute: Untere Laube).

Ein Amtsrichter führte den Vorsitz, als Beisitzer fungierten ein beamteter Arzt und ein weiterer für das Deutsche Reich approbierter Arzt, der mit der „Erbgesundheitslehre besonders vertraut" zu sein hatte (§ 6 Abs. 1 GzVeN). Das Erbgesundheitsgericht war ermächtigt, alle notwendigen Ermittlungen anzustellen, Zeugen zu befragen und Sachverständige einzuschalten. Ärzte waren von ihrem Berufsgeheimnis entbunden und zur Aussage verpflichtet. Auch Behörden und Krankenanstalten mussten Auskunft erteilen (§ 7). Die Verfahren folgten der freiwilligen Gerichtsbarkeit. Es gab somit keine Kläger und Angeklagten, sondern Antragsteller und Antragsgegner. Auch fällten die drei Richter keine Urteile, sondern fassten Beschlüsse.

Soweit bekannt, fungierten als Vorsitzende des EGG Konstanz die Amtsgerichtsräte Dr. Max Heidlauff, Dr. Fritz Sturm, Dr. Walter Gerbel und Land- und Amtsgerichtsrat Dr. Eugen Binder. Beamtete Beisitzer waren der Konstanzer Bezirksarzt (und spätere Leiter des Gesundheitsamtes) Medizinalrat Dr. Ferdinand Rechberg, Medizinalrat Dr. Kohler (Überlingen), Bezirksarzt Dr. Korte (Pfullendorf), Medizinalrat Dr. Ruch (Überlingen), Medizinalrat Dr. Voncken (Stockach) und Bezirksarzt Medizinalrat Dr. Brutschy (Überlingen). Als weitere ärztliche Beisitzer wirkten die Nervenärzte Dr. Schön, Dr. Montfort und Dr. Hofer von Lobenstein.

Die zentrale Rolle in der Durchsetzung des Sterilisationsgesetzes lag anfangs noch bei den jeweiligen Bezirksärzten. In Konstanz war dies seit

Anfang 1934 Ferdinand Rechberg (→ S. 36). Ihm waren sämtliche „Verdachtsfälle" zu melden; er war Adressat der Anzeigen und er legte die Erbgesundheitsakte an. Ihm oblag es auch, das amtsärztliche Gutachten zu beauftragen. War die Akte komplett, stellte er den Antrag auf Unfruchtbarmachung und die Eröffnung des Verfahrens beim Erbgesundheitsgericht.

Obwohl die Anzahl der ausgeführten Sterilisationen in Baden in etwa im Reichsdurchschnitt[19] lag, veranlasste die Flut der eingehenden Anzeigen und die „nicht mehr erträgliche Belastung der Bezirksärzte" den badischen Innenminister Karl Pflaumer, im April 1934 in Berlin auf beschleunigten Erlass des bereits angekündigten „Gesetzes zur Vereinheitlichung des Gesundheitswesens" zu drängen.[20] Zwei Monate später war es so weit: Das neue Gesetz vereinheitlichte am 3. Juli 1934 kommunales und staatliches Gesundheitswesen und schuf auf lokaler Ebene staatliche Gesundheitsämter mit eigenem Personal.[21] Zum 1. April 1935 wurde auch in Konstanz ein Gesundheitsamt eröffnet, und zwar in der Albert-Leo-Schlageter-Straße 34 (heute: Brauneggerstraße).

Am 10. Juli 1935 berichtete die *Bodensee-Rundschau* über Pflaumer, der tags zuvor extra nach Konstanz gekommen war, um Medizinalrat Rechberg in sein neues Amt als Leiter des Gesundheitsamtes für den Kreis Konstanz einzuführen. In dem Artikel hieß es:

> „Minister Pflaumer wies in seiner Ansprache auf die Bedeutung der Gesundheitsämter im neuen Staat hin, deren Hauptaufgabe die Erb- und Rassenpflege sei. Die neue Gesetzgebung überwindet die Sünden vergangener Zeiten und dient dem allgemeinen Volkswohl."[22]

Dem Gesundheitsamt wurde schon bald eine „Beratungsstelle für Erb- und Rassenpflege" angegliedert, die im gesamten Kreisgebiet die Aufgaben der sogenannten erbbiologischen Bestandsaufnahme wahrnahm. Im Jahr 1936 erfolgte der Umzug des Gesundheitsamtes auf die zentrale Marktstätte 22.

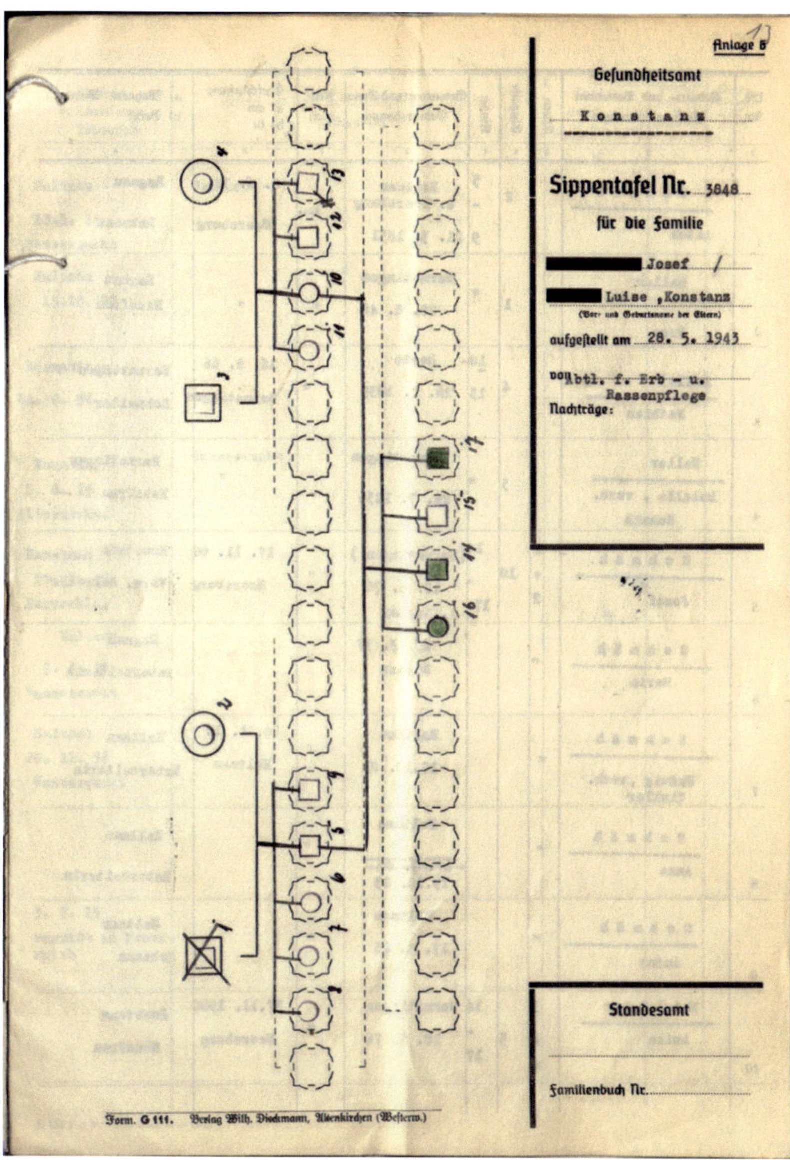
Anlage 6

Gesundheitsamt

Konstanz

Sippentafel Nr. 3848

für die Familie

[geschwärzt] Josef /

[geschwärzt] Luise, Konstanz

(Vor- und Geburtsname der Eltern)

aufgestellt am 28. 5. 1943

von Abtl. f. Erb- u. Rassenpflege

Nachträge:

Standesamt

Familienbuch Nr.

Form. G 111. Verlag Wilh. Dieckmann, Altenkirchen (Westerw.)

Eine der Sippentafeln zur „erbbiologischen Bestandsaufnahme“ über mehrere Generationen einer jeden Familie

Medizinalrat Ferdinand Rechberg (1900–1980)

Ferdinand Rechberg kam am 31. Juli 1900 in Köln zur Welt. Nach dem Medizinstudium in Heidelberg und Greifswald legte er in München das erste Staatsexamen ab und promovierte anschließend 1926 in Berlin mit einer 38-seitigen Arbeit über die Beseitigung einer Fehlstellung des Unterkiefers. Mit dem 1931 in Karlsruhe abgelegten zweiten Staatsexamen nahm er Anfang Dezember eine Anstellung als „außerplanmäßiger Assistent" in der Heilanstalt Wiesloch auf. Dort trat er zum 1. Mai 1933 in die NSDAP ein und wurde im November 1933 auch Mitglied der SA.[23]

Zum Medizinalrat ernannt und in das Beamtenverhältnis übernommen, wurde Rechberg zu Jahresbeginn 1934 als Nachfolger von Ludwig Sprauer (→ S. 74) Bezirksarzt in Konstanz. Mit Eröffnung des neu geschaffenen staatlichen Gesundheitsamtes am 1. April 1935 fungierte er als Leiter dieses Amtes, dessen vordringlichste Aufgabe war, sich im Dienst der „Volksgesundheit" um die „Rassenpflege" zu kümmern. Eine Aufgabe, der sich Rechberg mit besonderer Tatkraft stellte. Ob als antragstellender Leiter des Gesundheitsamtes, als Beisitzer des Konstanzer Erbgesundheitsgerichts oder als hinzugezogener Sachverständiger hatte Rechberg großen Einfluss auf die Entscheidungen des Gerichts und übte diesen auch aus. Faulstich zeigte auf, dass das EGG Konstanz gesetzliche Vorgaben aus eigenem Antrieb übererfüllte und auch über das von den Nazi-Machthabern Geforderte hinausging: „Kam das Konstanzer Erbgesundheitsgericht tatsächlich einmal zu einem ablehnenden Beschluß, so legte Amtsarzt Dr. Rechberg Berufung ein, ähnlich einem Staatsanwalt, der das Urteil für zu milde hält. Häufig drang er beim Obergericht damit durch."[24]

Das Studium der von ihm geführten Verfahrensakten belegt (neben dem Fehlen von differentialdiagnostischen Überlegungen) eine ganz besondere Akribie; besonders sein akkurates Wiedervorlageverfahren war geradezu beispielhaft: War etwa eine „Sterilisandin" so schwer krank, dass kein Arzt die Verantwortung für die Operation übernehmen wollte, hakte Rechberg in genau bestimmten Abständen immer wieder nach, ob die Voraussetzung für die Unfruchtbarmachung denn mittlerweile gegeben sei. Erst sehr spät musste er sich 1944 dann doch den Auswirkungen des Krieges beugen und „mit Rücksicht auf die gegenwärtige Lage (Schwierigkeiten der Beiziehung der ärztlichen Beisitzer, der Verkehrsverhältnisse)" der vorläufigen Zurückstellung einer Unfruchtbarmachung zustimmen. Ansonsten blieb er seiner extrem harten Linie treu. Treu blieb er auch nach 1945 seinen rassenhygienischen Vorstellungen und konnte in seinem Verhalten keinerlei Unrecht erkennen: „Die Lehre von der Vererbung, die dem Erbgesundheitsgesetz zu Grunde liegt, war und ist wissenschaftlich doch unbestreitbar und unbestritten", gab er bei seiner Vernehmung durch den Konstanzer Oberstaatsanwalt Güde am 19. Januar 1948 zu Protokoll.[25]

Nachdem alle gegen ihn angestrengten Ermittlungsverfahren eingestellt worden waren und er entnazifiziert war[26], konnte er – wie viele andere Täter auch – seine berufliche Karriere ungestraft weiterverfolgen. Bereits 1950 wurde er im von Arthur Kuhn (→ S. 40) geleiteten Psychiatrischen Landeskrankenhaus Reichenau angestellt und übernahm im September 1952 auch dessen Stellvertretung. Nach Kuhns Tod wurde er schließlich am 5. Juli 1954 mit der Leitung des Hauses betraut. In dieser Funktion war Rechberg auch als Gutachter in Entschädigungsfällen des Erbgesundheitsgerichts tätig. „Da wurden Leute vorgeladen, die feststellen mussten, dass das der gleiche Mann war, der sie in den 1930er Jahren schon einmal nach dem Erbgesundheitsgesetz begutachtet hatte. Man kann sich vorstellen, wie diese neuerlichen Gutachten ausfielen", schreibt Ralf Rosbach in der Schrift zum 100-jährigen Jubiläum der Eröffnung des heutigen Zentrums für Psychiatrie Reichenau (ZfP).[27]

Auch mangelte es Rechberg in der Nachkriegszeit nicht an öffentlicher Anerkennung: So verlieh Ministerpräsident Kurt-Georg Kiesinger ihm am 9. Februar 1960 den Titel eines Regierungsmedizinaldirektors. Rechberg starb am 8. Mai 1980 nach einem – so die im *Südkurier* veröffentlichte Todesanzeige – „erfüllten Leben, geprägt von Güte und Pflichtbewusstsein".[28]

Patientinnen und Patienten der Heil- und Pflegeanstalt bei Konstanz

Eine wahre Flut von Sterilisationsanträgen stellte der Leiter der Heil- und Pflegeanstalt bei Konstanz, Medizinalrat Arthur Kuhn. Da es ihm als Anstaltsleiter oblag, jede Möglichkeit der Fortpflanzung in seiner Klinik zu unterbinden, hatte er noch vor Inkrafttreten des Sterilisationsgesetzes zum 1. Januar 1934 bereits im Spätherbst 1933 angeordnet, dass die offene Frauenabteilung geschlossen wurde und nur nichtfortpflanzungsfähige Patientinnen Ausgang oder Urlaub erhielten. Männlichen Patienten erging es nicht besser: Sie wurden Ende 1933 vorläufig auf die geschlossenen Abteilungen verteilt.

Da „erbkranke" Patientinnen und Patienten auch nicht mehr ohne vorherige Unfruchtbarmachung entlassen werden durften, kam es zu einer drastischen Überbelegung der Anstalt. „Wegen der langen Wartefristen bis zur Durchführung des Eingriffes gingen deshalb viele Anstalten, darunter auch die Reichenau, dazu über, den Antrag auf Sterilisierung möglichst schon in der ersten Woche nach der Aufnahme zu stellen, was natürlich bei Erstaufnahmen die Genauigkeit der Diagnose beeinträchtigte", so Faulstich[29] Kuhn drängte Angehörige dazu, ihre Einwilligung zur Sterilisierung zu geben, um diesen Zustand baldmöglichst beenden zu können. Dabei stieß er allerdings auf wenig Entgegenkommen, sodass von den 184 Anträgen auf Sterilisation, die 1934 von der Konstanzer Anstalt ausgingen, 152 von ihm selbst gestellt wurden und lediglich 19 von Patienten oder Patientinnen beziehungsweise von deren gesetzlichen Vertretern (13 kamen von „dritter Seite").[30] In den Folgejahren stellten Kuhn und seine Kollegen noch weitere 392 Anträge auf Sterilisation.[31]

Ferner hatte der Anstaltsleiter dem Erbgesundheitsgericht alle Personen anzuzeigen, von denen ihm bekannt war, dass sie an einer „Erbkrankheit" litten. Wie wichtig Kuhn diese Aufgabe erschien, ist daran zu erkennen, dass er – völlig anders als andere badische Anstaltsleiter – sämtliche seit Bestehen der Anstalt, also seit 1913, angelegten Krankengeschichten von Oberarzt Dr. Zwilling auf das Vorliegen derartiger Krankheiten überprüfen ließ. Dabei wurden auch gleich Menschen der näheren oder weiteren Verwandtschaft des oder der Kranken mit erfasst. Allein im Berichtsjahr 1934 wurden so 1596 Menschen willkürlich zur Anzeige gebracht. „Dies war eine Leistung, die in Baden ihresgleichen suchte“, konstatiert Faulstich.[32]

Zwischen 1934 und 1940 wurden mindestens 333 Patientinnen und Patienten der Heil- und Pflegeanstalt bei Konstanz zwangssterilisiert; wegen lückenhafter Aufzeichnungen liegen für die Jahre 1935, 1939 und 1940 keine Angaben vor.[33]

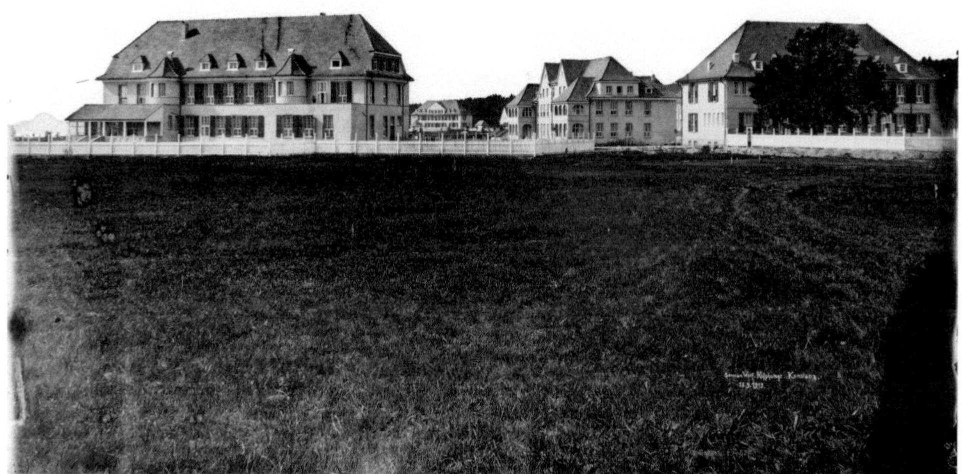

Die Heil-und Pflegeanstalt bei Konstanz (1913)

Anstaltsleiter Arthur Kuhn (1889-1953)

Arthur Kuhn, 1889 in Reutlingen geboren, übernahm am 7. Juli 1933 die Leitung der Heil- und Pflegeanstalt bei Konstanz, nachdem deren langjähriger Direktor Maximilian Thumm von den neuen Machthabern dieses Amtes entbunden worden war. Er hatte nach seiner Approbation bereits von 1921 bis 1927 in der Anstalt gearbeitet und war nach mehrjähriger Tätigkeit als Vertrauensarzt der Konstanzer Ortskrankenkasse zu Beginn der 1930er Jahre wieder dorthin zurückgekehrt. Am 1. Mai 1933 nicht aus Opportunismus, sondern aus innerer Überzeugung in die NSDAP eingetreten,[34] schien er für die Durchsetzung des „Gesetzes zur Verhütung erbkranken Nachwuchses" weit besser geeignet zu sein als sein zwar weithin anerkannter, aber politisch missliebiger Vorgänger. Kuhns „Willfährigkeit" gegenüber der Partei, seine Begeisterung für das Sterilisationsgesetz - das er auch nach dem Zusammenbruch des NS-Regimes nicht als Unrecht oder gar Verbrechen sehen wollte - und seine vielfältigen Aktivitäten, die Anstalt zu einem „nationalsozialistischen Musterbetrieb" zu machen, dokumentiert Faulstich durch viele Beispiele.[35]

Anders verhält es sich mit Kuhns Einstellung zur „Euthanasie". Er will erst nach der zweiten „Verlegung" aus der Anstalt, also nach dem Transport vom 17. Juni 1940 nach Grafeneck, durch Besuche von Angehörigen, die ihn mit zur Tarnung gefälschten „Trostbriefen" konfrontierten, auf die wahre Bedeutung der Transporte aufmerksam geworden sein.[36] Fakt ist, dass Kuhn es am 15. August 1940 während einer Planungskonferenz in Berlin, zu der viele namhafte Psychiater aus dem gesamten Reichsgebiet geladen waren, als einer von zwei Anwesenden gegenüber dem Leiter der „Aktion T4", Obergutachter Werner Heyde, abgelehnt hatte, selbst als T4-Gutachter tätig zu werden. Ob ihn persönliche Gründe dazu bewogen hatten, ist heute nicht mehr zu klären - er selbst war unterschenkelamputiert aus dem Ersten Weltkrieg zurückgekehrt, zudem befand sich seine Schwester bereits seit 1926 in der psychiatrischen Klinik Burghölzli in Zürich (Diagnose „Schizophrenie").[37]

Nach der Auflösung der Heil- und Pflegeanstalt bei Konstanz im Frühjahr 1941 arbeitete Kuhn zunächst bis Mai 1943 als Referent im badischen Innenministerium. Am 1. Juli 1943 übernahm er die Leitung der Heil- und Pflegeanstalt Emmendingen. Die von Kuhn nach dem Zusammenbruch des

NS-Regimes gegenüber der Leitung des Gesundheitsdienstes der 1. Französischen Armee abgegebene Erklärung wurde in Teilen bereits 1947 in der Schrift *Die Ermordeten waren schuldig?* von Robert Poitrot veröffentlicht: Die deutsche Öffentlichkeit sollte damit über die Geschehnisse in den Anstalten der französischen Besatzungszone informiert werden (wobei die Zwangssterilisationsverbrechen als nicht anstaltsspezifisch weitgehend ausgeklammert blieben).[38] Bei der Bewertung der Aussage[39] von Kuhn muss berücksichtigt werden, dass er 1946 zeitweilig inhaftiert war, auch zunächst Titel, Posten und Bezüge verloren und mit einer Anklage zu rechnen hatte. Im Zuge des Freiburger „Grafeneck-Prozesses" (→ „Euthanasie" vor Gericht, S. 127) war zunächst auch gegen Kuhn ermittelt worden. Das Staatskommissariat für politische Säuberung stufte ihn jedoch als bloßen „Mitläufer" ein und legte ihm keinerlei Sühnemaßnahmen auf.

Im Dezember 1949 übernahm Arthur Kuhn die Leitung der gerade wiedereröffneten Anstalt bei Konstanz, die nun Psychiatrisches Landeskrankenhaus Reichenau (PLK) hieß. Die Klinikleitung hatte er bis zu seinem Tod 1953 inne.

Die „frei lebenden" und dadurch besonders „fortpflanzungsgefährlichen Erbkranken" in Konstanz

Während in Berlin 1933 am „Gesetz zur Verhütung erbkranken Nachwuchses" gefeilt wurde, setzten Konstanzer Kommunalpolitiker bereits alles daran, die städtischen Sozialausgaben drastisch zu reduzieren – vor allem auf Kosten der sogenannten Wohlfahrtserwerbslosen, also der damals Sozialhilfe Empfangenden. Der Historiker Werner Trapp beschreibt in der *Geschichte der Stadt Konstanz* die Vorgänge detailliert. Anschaulich schildert er, was sich in Konstanz zutrug, was Menschen zu erdulden hatten, die wegen der extrem hohen Arbeitslosigkeit auf ohnehin knapp bemessene Fürsorgeleistungen angewiesen waren. So war am 22. Mai 1933 der Leiter des Konstanzer Jugendamtes Konrad Kleiner in „Schutzhaft" genommen worden; ihm wurden unter anderem „sehr weitherzige Pflegegeldgewährung" und viel zu liberale Grundsätze bei der Vergabe von Fürsorgemitteln zum Vorwurf gemacht. Um der „Lotterwirtschaft auf dem Fürsorgeamt" entgegenzuwirken – ein zentrales Anliegen von Bürgermeister Leopold Mager –, waren bereits vorher Jugend- und Fürsorgeamt zusammengelegt worden. Im Juni 1933 begann ein ausschließlich mit Nationalsozialisten besetzter Ausschuss mit der Überprüfung sämtlicher Fürsorgefälle. Parallel dazu wurde das Prinzip der „Fürsorgepflichtarbeit" eingeführt, die zwangsweise Heranziehung der Fürsorgeempfänger zu entsprechenden Arbeitsleistungen. Und das Fürsorgeamt erhielt die Ermächtigung, „arbeitsscheue Elemente" unverzüglich in das „Arbeitshaus Kislau"[40] bei Mingolsheim einzuweisen. Darüber hinaus fällte der Gemeinderat den Beschluss, die Gewährung von Notstandshilfen von einer Prüfung der politischen Einstellung der Antragstellenden abhängig zu machen, sodass Trapp konstatiert:

> „Eine solche Politik der offenen Disziplinierung der Konstanzer Arbeitslosen, ja deren teilweise Kasernierung in Arbeitshaus oder Konzentrationslager konnte des Beifalls breitester bürgerlicher Kreise von Konstanz sicher sein, wurde doch hier endlich jene gründliche Revision der nur noch als ‚Fürsorge*lasten*' empfundenen sozialen Errungenschaften und Sicherungen des Weimarer Sozialstaates versprochen, dessen ‚Auswüchse' schon seit 1926/27 auf immer massivere Kritik gestoßen waren."[41]

All dies geschah vor dem Hintergrund des reichsweit verbreiteten Programms, wonach Fürsorgeleistungen gezielt eingesetzt und nicht an „geistig

Minderwertige“, an „Ballastexistenzen“ und „unnütze Esser“ verschwendet werden sollten. Welche weiteren Einsparungsmöglichkeiten sich eröffneten, wenn Hilfsschülerinnen, Fürsorgeempfänger, Langzeitarbeitslose und „Asoziale“ sich nicht fortpflanzen durften, hatte NS-Ministerialdirektor Gütt ja bereits in seiner Rundfunkrede vom 26. Juli 1933 aufgezeigt. In der am 5. Dezember 1933 erlassenen Ausführungsverordnung zum „Gesetz zur Verhütung erbkranken Nachwuchses“ erläuterte er darüber hinaus, dass diese „frei lebenden“ Menschen eine weit größere Gefahr für das deutsche Volk darstellten als die Anstaltsverwahrten, deren Fortpflanzungsmöglichkeiten ohnehin viel eingeschränkter seien.[42]

Mit dem Inkrafttreten des GzVeN bestand dafür nun die rechtliche Grundlage. Ärzte, Sozialarbeiterinnen, Lehrerinnen und Lehrer hatten im Fall bestimmter „erblich bedingter“ Auffälligkeiten und Krankheitsbilder die Pflicht zur Anzeige beim Gesundheitsamt. Dieses beantragte dann nach Erstellung eines Gutachtens beim zuständigen Erbgesundheitsgericht die Sterilisation der angezeigten Person. (Wobei bei Nichtbefolgung dieser Anzeigepflicht keine drastischen Strafen drohten: Lediglich Geldstrafen von bis zu 150 Reichsmark wären bei nachgewiesener Unterlassung zu zahlen gewesen.)

So mussten etwa Leiter von Hilfsschulen zunächst alle Schulabgänger- und abgängerinnen, später auch alle früher Entlassenen dem Gesundheitsamt Konstanz melden. Sie standen unter dem Verdacht, „vielleicht nur mit ganz wenigen Ausnahmen […] in der überwiegenden Mehrzahl an erblichem angeborenem Schwachsinn [zu] leiden“, und wurden so generell den Bestimmungen des Gesetzes unterworfen.[43]

Die jungen Frauen und Männer wurden einzeln vorgeladen und mittels eines mehrseitigen „Intelligenzprüfungsbogens“ einer intensiven Befragung unterzogen. Dieser etwa 80 Fragen umfassende Bogen (Anlage 5a der am 5. Dezember 1933 erlassenen Ausführungsverordnung zum GzVeN)[44] enthielt Fragen zu geografischem, historischem und politischem Wissen und Rechenkenntnissen, zu „allgemeinem Lebenswissen“, Fragen aus der Berufswelt, zu Satzbildung, der Erklärung von Fabeln und Sprichwörtern und zu „sittlichen Allgemeinvorstellungen“. Es wurde nach den Hauptstädten von Frankreich und England gefragt, nach der Bedeutung von Luther und Hus, warum es Tag und Nacht wird, wie oft eine Kuh pro Tag gemolken werden muss und auch die Staatsform wollte man wissen. Fragen, an denen noch heute so mancher scheitern würde. Die Ergebnisse dieser – unter

Druck vorgenommenen – Befragung eingeschüchterter Menschen flossen je nach Belieben in das amtsärztliche Gutachten ein, das die Grundlage zur Feststellung von „erblichem Schwachsinn" liefern sollte. In einem der Gutachten ist beispielsweise zu lesen: „Als Mitarbeiter des Führers kennt sie nur noch Göring." Grund genug, auf eine vermeintliche „Erbkrankheit" zu schließen.

Eine definierte Abgrenzung zwischen (sterilisationspflichtigem) „Schwachsinn" und (nicht sterilisationspflichtiger) „Dummheit" oder „Einfältigkeit" existierte nicht. Woraus die Gutachter und Richter schlossen, ob die oder der Betroffene als „nützliches Mitglied der Volksgemeinschaft" zu betrachten sei, lag allein in ihrem Ermessen. Der Willkür war freien Lauf gelassen. Formal stand den Betroffenen zwar nach der erfolgten Sterilisationsverfügung die Möglichkeit eines Beschwerdeverfahrens beim Erbgesundheitsobergericht in Karlsruhe offen. Die Einspruchsfrist („Notfrist") belief sich dabei auf einen Monat und wurde 1935 auf 14 Tage verkürzt. Diese Einspruchsmöglichkeit nutzten die Menschen aber nur vereinzelt, zumal sie ohne die Hinzuziehung eines anwaltlichen Beistandes, den sich nur die wenigsten leisten konnten, kaum erfolgreich war. Stattdessen finden sich in den Fallakten viele handgeschriebene Briefe und Postkarten von Betroffenen oder Angehörigen mit inständigen, oft herzzerreißenden Bitten, von diesem furchtbaren Schicksal verschont zu werden.

Die Prüfung der sogenannten Erbgesundheit durchdrang alle Bereiche der Gesellschaft. Am stärksten betroffen waren die Ärmsten der Armen und all jene, die aus Sicht des Regimes von der sozialen Norm und der herrschenden Ideologie abwichen. Selbst bei der Wohnungssuche bestand die Gefahr, in die verhängnisvollen Mühlen der „Aufartung" zum Schutz der deutschen Volksgesundheit zu geraten, wie das Beispiel der Wohnungsvergabe für die Siedlung Haidelmoos zeigt. Die Eingemeindung von Wollmatingen 1934 ermöglichte das damals größte Projekt des vorstädtischen Kleinsiedlungsbaus in Konstanz. In einem zuvor versumpften Moorgelände sollte auf neun Hektar Fläche 121 Familien mit niedrigem Einkommen Wohnung und Existenz geboten werden. Als Bewerber dafür kam allerdings „nur bestes Menschenmaterial" in Frage, wie der Konstanzer Bürgermeister Leopold Mager auf einer kommunalpolitischen Kundgebung in Konstanz am 16. Juni 1934 unumwunden erläuterte: Ins Haidelmoos gehörten seiner Meinung nach „in erster Linie siedlungsfreudige, aber dann auch erbgesunde Menschen". Es gehe nicht an, die Auswahl etwa nur nach der Kopfzahl oder der Kinderzahl der Familie vorzunehmen, denn dadurch würde erreicht, „daß Familien mit erbkrankem Nachwuchs kraft ihrer großen Kinderzahl in den Besitz der Siedlung kommen“, sagte er und fügte hinzu:

> „Ich glaube, man wird in Zukunft noch viel strenger darauf achten müssen, nur bestes Menschenmaterial in den Siedlungen anzusetzen. Wir haben es uns auch bei der Auswahl der jetzt anzusetzenden Siedler zur Pflicht gemacht, sämtliche Siedler, Mann wie Frau, vom Bezirksarzt auf Erbgesundheit untersuchen zu lassen.“ [45]

Letztlich war aber kaum jemand, der kein strammer Nazi war, vor der Gefahr der Zwangssterilisation sicher. Da war etwa die 41-jährige Professorenwitwe Agnes E., die aufgrund von Erbstreitigkeiten zuerst entmündigt und danach 1935 in die Heilanstalt eingewiesen wurde; einmal dort und mit der Diagnose „Schizophrenie“ etikettiert, erfolgte der Beschluss zu ihrer Sterilisierung. Oder der 34-jährige Dentist Eugen S., der zwar zur vollen Zufriedenheit seiner Kundinnen und Kunden arbeitete, aber dennoch wegen „erblicher Taubheit“ sterilisiert wurde. Oder die gerade einmal 16-jährige Sintiza Anna R., die zwar den Deportationen nach Polen entging, der aber, wie auch ihrem Vater, 1944 lediglich die „Wahl“ zwischen Zwangssterilisierung und Deportation in ein Vernichtungslager gelassen wurde. Und da war der 41-jährige Anton W., dessen starke Kurzsichtigkeit ihm zwar problemlos erlaubte, einer Beschäftigung bei der Postdirektion Konstanz nachzugehen, die aber dennoch zum Sterilisationsbeschluss wegen „erblicher Blindheit“ führte. Als Begründung verwendeten die Richter eine ihrer Standardformeln: „Da das bei ihm einwandfrei festgestellte Leiden nicht etwa als ein Symptom einer anderen Krankheit anzusehen ist, so muss es erblich sein.“ Obwohl bei keiner der angeführten Indikationen der Erbgang nachgewiesen war, wurde Erblichkeit vorausgesetzt, Nicht-Erblichkeit musste vom Opfer bewiesen werden. „Defekte“ Verwandte galten als belastend, aber gesunde Verwandte nicht als entlastend.

Die „Diagnosen“ waren vielfach von so viel Willkür bestimmt, dass wir in diesem Buch ganz bewusst darauf verzichtet haben, sie prozentual nach vermeintlichen Krankheiten aufzuschlüsseln oder ihre Verteilung statistisch (etwa in Torten- oder Balkendiagrammen) zu veranschaulichen.

„ALS GEHEILT ENTLASSEN" – FOLGEN DER ZWANGSSTERILISATIONEN

Nachdem die betroffenen Frauen, Männer und Kinder – das jüngste Konstanzer Opfer war gerade einmal dreizehn Jahre alt – bereits den demütigenden Verfahren vor dem Erbgesundheitsgericht unterworfen worden waren, die ihr Recht auf Selbstbestimmung völlig außer Kraft setzten, folgte die Operation, die einen massiven Eingriff in die körperliche und seelische Unversehrtheit der Betroffenen darstellte. Diese Eingriffe waren durchaus nicht ohne Risiko. Die Historikerin Gisela Bock schätzt die Zahl der Todesopfer der Zwangssterilisationen reichsweit auf 5000 Menschen, davon 90 Prozent Frauen.[46] Da bei Frauen der Bauchraum geöffnet werden musste, kam es bei ihnen deutlich häufiger zu postoperativen Komplikationen. Viele der Todesfälle sollen auch aufgetreten sein, weil nicht nur gegen den Willen der „Sterilisandin", sondern auch gegen ihren physischen Widerstand operiert wurde, sodass Zwangsnarkosen eingesetzt wurden.[47]

In Konstanz nahm diese Operationen bei Frauen in aller Regel der Chefarzt der Städtischen Frauenklinik in der Friedrichstraße 21, Dr. Kurt Welsch, vor, in Einzelfällen auch Dr. Albert Kempf, der Chefarzt der Frauenklinik des Städtischen Krankenhauses Singen. Für die Zwangssterilisation von Männern war Dr. Walter Hermann in der Städtischen Klinik Konstanz in der Luisenstraße autorisiert. Bei Nichterscheinen im Krankenhaus sah das Gesetz die Anwendung unmittelbaren Zwanges vor, also die Vorführung durch Polizeikräfte. Wenn es Einzelnen gelungen war, sich der Operation durch Flucht zu entziehen, ließ Ferdinand Rechberg polizeilich nach ihnen fahnden.

Die Operation, also das Durchtrennen der Samenleiter, erfolgte bei Männern oft ambulant. Das Auftreten von Komplikationen konnte aber auch für sie einen längeren stationären Aufenthalt bedeuten. Bei Frauen erfolgte der Eingriff prinzipiell stationär. In aller Regel konnte die Patientin nach circa einer Woche entlassen werden, wobei sich in den Akten der Konstanzerinnen auch Verweildauern von bis zu drei Wochen finden. Die für Frauen wie Männer gleichermaßen vom Operateur auszufüllenden Formulare („Ärztlicher Bericht") schließen mit dem Eintrag des Datums, an dem der/die Operierte „als geheilt entlassen" wurde.

Für überzeugte Nationalsozialisten und Nationalsozialistinnen (auch die Rolle der örtlichen BDM- und Frauenschaftsführerinnen wäre durchaus wert, einmal beleuchtet zu werden) war mit dieser Operation in der Tat eine „Heilung" verbunden: die Heilung der „Volksgemeinschaft", hinter der das Individuum zurückzustehen und für die es Opfer auf sich zu nehmen hatte. Für die Betroffenen selbst bedeutete dieser (vor allem für Frauen ausgesprochen brutale) Eingriff eine lange Leidensgeschichte, die über das Ende des NS-Regimes hinaus lebensbestimmend war. Gerade für die vielen noch sehr jungen Konstanzerinnen, die gegen ihren Willen unfruchtbar gemacht wurden, bedeutete es - neben teilweise lang anhaltenden körperlichen Beschwerden durch den Eingriff - den erzwungenen Verzicht auf eigene Kinder, meist auch auf einen späteren Lebenspartner.

Was der Eingriff für Männer bedeutete, beschreibt Faulstich - nach dem schwierigsten Gespräch, das er nach eigener Aussage jemals führte - in einem Exkurs über das Schicksal der Zwangssterilisierten:

> „Ich wußte, daß Herr K. nach dem Krieg Antrag auf Wiedergutmachung gestellt hatte und daß er im Rahmen der Außenfürsorge von genau jenem Mann untersucht worden war, der seinerzeit als Leiter des Gesundheitsamtes wesentlich zu seiner Sterilisierung beigetragen hatte, von Dr. Rechberg nämlich, der nach dem Krieg als Nachfolger Kuhns Direktor der Anstalt geworden war. Herr K. begrüßte mich freundlich, aber mit ängstlichem Unterton: ‚Wie haben Sie mich gefunden? Wollen Sie mich testen?'"[48]

Herr K. berichtete Faulstich, was es für ihn bedeutete, dass er als Sterilisierter „wehrunwürdig" war und die Leute auf der Straße mit dem Finger auf ihn zeigten („Der ist kastriert!"). Wie er sich nichts sehnlicher wünschte, als eigene Kinder zu haben. Wie er sich mehrmals vergeblich um Wiedergutmachung als NS-Verfolgter bemühte und dann beim Amtsarzt doch nur zu hören bekam: „Was wollen Sie denn, Sie waren doch krank!"[49]

Für die 400.000 Opfer von Zwangssterilisationen war diese grausame Verstümmelung nicht nur ein zutiefst traumatisierender Eingriff in ihre körperliche und seelische Unversehrtheit. Er brandmarkte sie zeitlebens als „erbkrank" und führte zu ihrer gesellschaftlichen Ausgrenzung bis weit über 1945 hinaus. Dieses Stigma belastet auch viele ihrer Nachfahren noch heute.

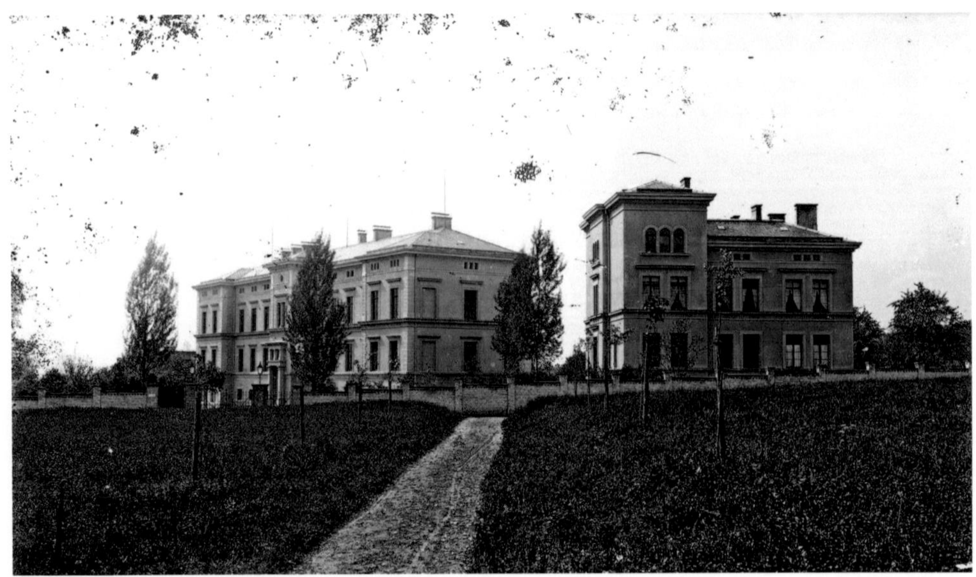

Die ehemalige Städtische Frauenklinik in der Friedrichstraße 21

DAS AUSMASS DER ZWANGSSTERILISATIONEN IN KONSTANZ

Die Akten des Erbgesundheitsgerichts (EGG) Konstanz und die „Sonderakten Erb- und Rassenpflege" des Gesundheitsamts Konstanz sind leider nicht vollständig erhalten. Noch nach dem Zusammenbruch des NS-Regimes müssen die französischen Besatzungskräfte so viele Akten vorgefunden haben, dass die Gesamtzahl der auf Weisung des EGG Konstanz ausgeführten Sterilisationen mit 1021 beziffert werden konnte. Dies geht aus einer Veröffentlichung des französischen Psychiaters Jean Sutter hervor.[50] Was danach zur Reduzierung des Aktenbestandes führte, ist nicht bekannt.

Auch die statistischen Zusammenstellungen des Erbgesundheitsobergerichts Karlsruhe konnten von uns nur bis zum ersten Halbjahr 1941 aufgefunden werden.[51] Dadurch sind uns weder Aussagen über die konkrete Anzahl der vom EGG Konstanz eingeleiteten Verfahren noch über das gesamte Ausmaß der durch das EGG verfügten Zwangssterilisationen möglich. Aus den noch erhaltenen Akten, die sich seit 1982 im Staatsarchiv Freiburg befinden,[52] konnten jedoch die jeweils höchsten laufenden Nummern der Aktenzeichen pro Jahr ermittelt werden, was belegt, dass am EGG Konstanz von 1934 bis 1944 mindestens 1457 Sterilisationsverfahren eingeleitet wurden.

Aus diesen Akten konnten 293 Konstanzerinnen und Konstanzer ermittelt werden, die auf Basis des „Gesetzes zur Verhütung erbkranken Nachwuchses" unfruchtbar gemacht wurden. Hinzu kommen zwei Konstanzer Sinti, Georg und Anna R., die keinem Verfahren des Gerichts unterzogen, sondern auf Anordnung des „Reichsausschusses zur wissenschaftlichen Erfassung erb- und anlagebedingter schwerer Leiden" als „Zigeunermischlinge" zwangssterilisiert wurden. Das jüngste der bisher ermittelten 295 Opfer – 140 Frauen und 155 Männer – war die erst 13 Jahre alte Gertrud T.

Bei den Akten handelt es sich um personenbezogenes Schriftgut. Das unterliegt gemäß § 6 Absatz 2 Landesarchivgesetz einer personenbezogenen Sperrfrist von 10 Jahren nach dem Tod beziehungsweise, wenn nicht ermittelbar, von 90 Jahren nach der Geburt der Betroffenen. Ohne diesen Nachweis dürfen die Namen also nicht veröffentlicht werden. Aber auch in den Fällen, in denen es uns gesetzlich erlaubt wäre, verzichten wir auf die Nennung des vollen Namens und listen auch sie in anonymisierter Form.

OPFERLISTE DER NS-ZWANGSSTERILISIERTEN AUS KONSTANZ

Auf den folgenden Seiten werden jene nach aktuellem Forschungsstand bisher bekannten 295 Konstanzerinnen und Konstanzer gewürdigt, die zwischen 1934 und 1945 zwangsweise unfruchtbar gemacht wurden. Ihr Wohnsitz lag am Tag des Eingriffs – beziehungsweise vor der Einweisung in die Anstalt, aus der heraus sie der Operation unterworfen wurden – innerhalb der heutigen Ortsgrenzen von Konstanz.

Vorname und Anfangsbuchstabe des Nachnamens, Alter zum Zeitpunkt der Sterilisation
k.A. bezeichnet unbekanntes Alter

Ein (*) steht hinter den Namen jener Menschen, für die in Konstanz bereits ein Stolperstein verlegt wurde.

NAMENSLISTE

– A

Berta A., 16 Jahre
Edwin A., 56 Jahre
Erika A., 34 Jahre
Karl A., 50 Jahre
Karolina A., 26 Jahre
Luise A., 39 Jahre

– B

Albert B., 37 Jahre
Albert B., 31 Jahre
Alois B., 32 Jahre
Amalie B., 33 Jahre
Anton B., 22 Jahre
Arthur B., 32 Jahre
Arthur B., 41 Jahre
August B., 34 Jahre
Berta B., 38 Jahre
Elsa B., 33 Jahre
Emilie B., 25 Jahre
Emma B., 40 Jahre
Ernst B., 35 Jahre
Eugen B., 31 Jahre
Franz B., 51 Jahre
Franziska B., 35 Jahre
Frieda B., 28 Jahre
Friedrich B., 40 Jahre
Friedrich B., 33 Jahre
Friedrich Florian B., 24 Jahre
Fritz B., 25 Jahre
Gottfried B., 31 Jahre
Hans B., 55 Jahre
Hans B., 35 Jahre
Hermann B., 31 Jahre
Hilde Theresia B., 17 Jahre
Hildegard B., 15 Jahre
Johanna B., 32 Jahre
Josef B., 40 Jahre
Josefine B., 35 Jahre
Karl B., 50 Jahre
Luise B., 28 Jahre
Marie B., 35 Jahre
Olga Anna B., 17 Jahre
Oskar B., 29 Jahre
Paula B., 40 Jahre
Robert Anton B., 35 Jahre
Rudolf B., 42 Jahre
Walter B., 29 Jahre

– C

Frieda C., 21 Jahre

– D

Maria D., 36 Jahre

– E

Agnes E., 41 Jahre (*)
Anna E., 41 Jahre
Bernhard E., 23 Jahre
Gottlieb E., 38 Jahre
Karl E., 26 Jahre
Otto E., 27 Jahre
Paula E., 20 Jahre
Wilhelm E., 30 Jahre

– F

Anna F., 14 Jahre
Erna F., 21 Jahre
Frieda F., 46 Jahre
Hans F., 20 Jahre
Hermann F., 32 Jahre
Hildegard F., 24 Jahre

Irma F., 41 Jahre
Lina F., 30 Jahre
Maria F., 36 Jahre
Marie F., 33 Jahre
Paul F., 51 Jahre
Paul Alfred F., 19 Jahre
Theresa F., 23 Jahre
Wilhelm F., 51 Jahre

– G

Adolf G., 26 Jahre
Adolf G., 30 Jahre
Anna G., 43 Jahre
Berta G., 29 Jahre
Elsa G., 22 Jahre
Emil G., 53 Jahre
Ernst G., 37 Jahre
Ernst G., 27 Jahre
Eugenie G., 21 Jahre
Gertrud G., 17 Jahre
Helmut Erwin G., 16 Jahre
Irma G., 30 Jahre
Johann G., 23 Jahre
Klara G., 16 Jahre
Otto G., 19 Jahre
Peter G., 24 Jahre
Philipp G., k.A.
Walburga G., 27 Jahre

– H

Antonie H., 33 Jahre
Arthur H., 17 Jahre
Basilius H., 35 Jahre
Berta H., 42 Jahre
Elsa H., 23 Jahre
Emma H., 21 Jahre
Emmy H., 26 Jahre
Ernst H., 26 Jahre
Ernst H., 29 Jahre
Friedrich H., 28 Jahre
Guido H., 30 Jahre
Gustav H., 38 Jahre
Heinrich H., 25 Jahre
Josef H., 20 Jahre
Karl H., 25 Jahre (*)
Karl Wilhelm H., 39 Jahre
Konrad H., 46 Jahre
Kurt H., 16 Jahre
Kurt H., 22 Jahre
Lydia H., 16 Jahre
Maria H., 28 Jahre
Maria H., 33 Jahre
Maria Theresia H., 22 Jahre
Marie H., 36 Jahre
Otto Franz H., 21 Jahre
Rosa H., 33 Jahre
Sofie H., 34 Jahre
Stefanie H., 26 Jahre
Theresia H., 27 Jahre
Walter H., 28 Jahre
Wolfgang H., 18 Jahre

– J

Camilla J., 35 Jahre
Edith J., 36 Jahre
Hilda J., 28 Jahre
Klara J., 25 Jahre

– K

Alfred K., 24 Jahre
Amalie K., 36 Jahre
Anna K., 39 Jahre

Anna K., 27 Jahre
Anna Maria K., 18 Jahre
Eleonore K., 25 Jahre
Emil K., 41 Jahre
Eugen K., 34 Jahre
Hans K., 34 Jahre
Hermann K., 40 Jahre
Hermine K., 29 Jahre
Johanna K., 29 Jahre
Josef K., 33 Jahre
Karola K., 20 Jahre
Klara K., 17 Jahre
Kurt K., 18 Jahre
Mathilde K., 37 Jahre
Rudolf K., 36 Jahre
Rudolf K., 35 Jahre
Sofie K., 42
Theophil K., 42 Jahre
Walburga K., 26

– L

Albert L., 33 Jahre
Charlotte L., 28 Jahre (*)
Erich Leo L., 22 Jahre
Hans L., 37 Jahre (*)
Hildegard L., 19 Jahre
Josefine L., 37 Jahre
Karl L., 22 Jahre
Max L., 51 Jahre
Rosa L., 35 Jahre

– M

Anna M., 33 Jahre
Elisabeth M., 36 Jahre
Else M., 17 Jahre
Erich M., 31 Jahre
Erwin M., 22 Jahre
Eugen M., 50 Jahre
Frieda M., 27 Jahre
Friedrich M., 32 Jahre
Johanna M., 39 Jahre
Josef M., 45 Jahre
Josefine M., 43 Jahre
Käthe M., 29 Jahre
Leo M., 24 Jahre
Luise M., 24 Jahre
Maria M., 29 Jahre
Marie M., 37 Jahre
Marta M., 30 Jahre
Robert M., 32 Jahre
Rosa M., 19 Jahre
Theresia M., 29 Jahre
Viktor M., 45 Jahre
Wilhelm M., 43 Jahre

– N

Julius N., 30 Jahre
Karl N., 45 Jahre
Rosa N., 34 Jahre
Wilhelm N., 26 Jahre

– O

August O., 31 Jahre
Alfred O., 35 Jahre
Gertrud O., 32 Jahre
Hubert O., 29 Jahre
Katharina O., 38 Jahre
Leopold O., 49 Jahre
Lorenz O., 44 Jahre

– P

Gottlieb P., 54 Jahre

– R

Albert R., 60 Jahre
Albertine R., 23 Jahre
Anna R., 16 Jahre (*)
Anna R., 15 Jahre
August R., 19 Jahre
Crescentia R., 31 Jahre
Elsa R., 22 Jahre
Emilie R., 34 Jahre
Franz R., 35 Jahre
Franz R., 24 Jahre
Franziska R., 47 Jahre (*)
Frieda R., 32 Jahre
Friedrich R., 25 Jahre
Genovefa R., 22 Jahre
Georg R., 33 Jahre (*)
Georg R., 26 Jahre
Josef R., 34 Jahre
Juliane R., 32 Jahre
Maria R., 30 Jahre
Martin R., 29 Jahre
Oskar Paul R., 42 Jahre
Otto R., 45 Jahre

– S

Adolf S., 27 Jahre
Albert S., 22 Jahre
Albert S., 17 Jahre
Alfred S., 17 Jahre
Anna S., 18 Jahre
Anna S., 43 Jahre
Anton S., 37 Jahre
Anton S., 52 Jahre
Arthur S., 27 Jahre
Berta S., 23 Jahre
Bertha Hilda S., 27 Jahre (*)
Elsa S., 27 Jahre
Emil S., 45 Jahre
Ernst S., 20 Jahre
Ernst S., 43 Jahre
Eugen S., 34 Jahre
Franz S., 30 Jahre
Franz S., 21 Jahre
Fridolin S., 56 Jahre
Frieda S., 18 Jahre
Frieda S., 15 Jahre
Friedrich S., 37 Jahre
Friedrich S., 54 Jahre
Georg S., 25 Jahre
Gottlieb S., 42 Jahre
Hans S., 28 Jahre
Heinrich S., 27 Jahre
Helmut S., 24 Jahre
Ida S., 41 Jahre
Johann S., 44 Jahre
Josef S., 26 Jahre
Josef S., 21 Jahre
Josef S., 30 Jahre
Karl S., 45 Jahre
Karl S., 49 Jahre
Karl S., 25 Jahre (*)
Katharina S., 33 Jahre
Konstantine S., 32 Jahre
Luise S., 32 Jahre
Maria S., 25 Jahre
Marie S., 35 Jahre
Marta S., 40 Jahre
Mathilde S., 32 Jahre
Max S., 32 Jahre
Peter S., 18 Jahre
Rosa S., 40 Jahre
Rosa S., 17 Jahre

Rosa S., 33 Jahre
Stefan S., 25 Jahre
Susanna S., 18 Jahre
Thomas S., 24 Jahre
Wilhelm S., 32 Jahre
Wilhelm S., 35 Jahre
Xaver S., 28 Jahre

– T

Alfred T., 29 Jahre
Anna T., 38 Jahre
Gertrud T., 17 Jahre
Gertrud T., 13 Jahre
Maria T., 19 Jahre
Rudolf T., 34 Jahre

– V

Josef Martin V., 23 Jahre
Maria V., 35 Jahre
Mina V., 35 Jahre

– W

Albert W., 30 Jahre
Amalie W., 29 Jahre
Anna W., 39 Jahre
Anton W., 44 Jahre
Anton W., 41 Jahre
Antonie W., 25 Jahre
Berta W., 32 Jahre
Emil W., 33 Jahre
Emma W., 28 Jahre
Emma W., 23 Jahre
Fritz W., 25 Jahre
Gottlieb W., 41 Jahre
Jakob W., 57 Jahre
Karl W., 21 Jahre
Margarethe W., 27 Jahre
Maria W., 16 Jahre
Max W., 33 Jahre
Otto W., 31 Jahre
Stefanie W., 34 Jahre
Theresia W., 25 Jahre

– Z

Ernst Z., 40 Jahre
Lina Z., 32 Jahre
Mathilde Z., 26 Jahre

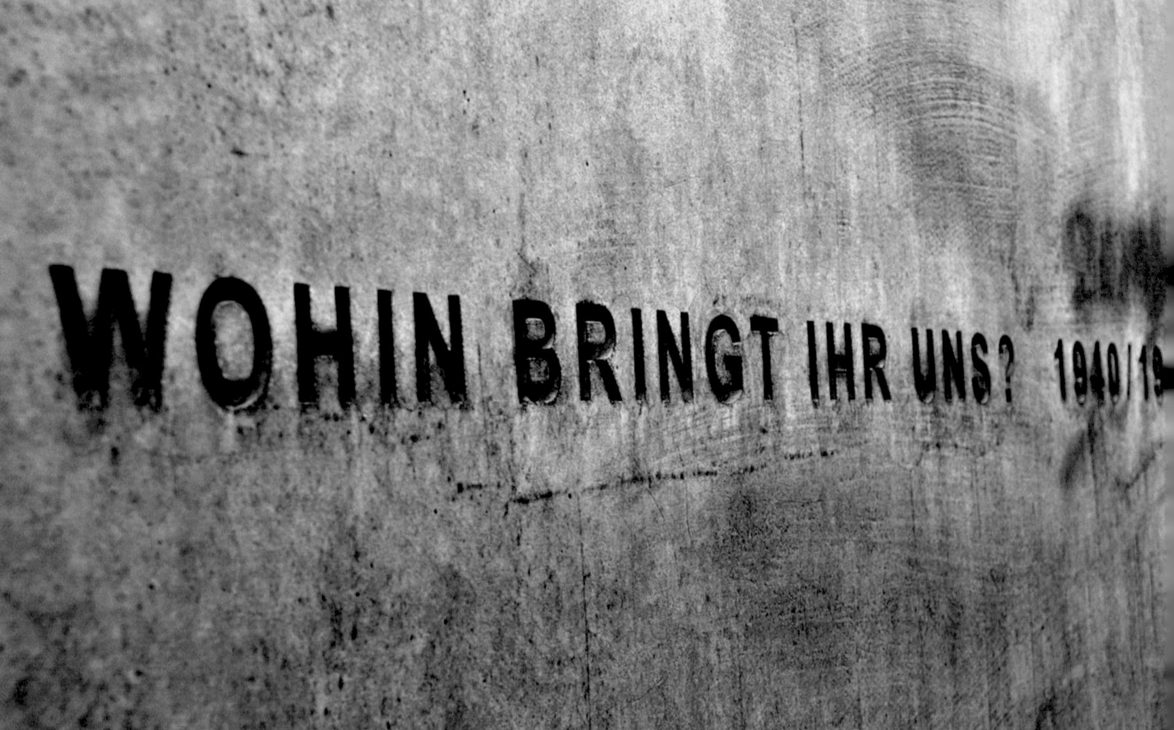

Inschrift im Denkmal der grauen Busse vor dem ZfP Weissenau

AN KONSTANZERINNEN UND KONSTANZERN VERÜBTE „EUTHANASIE"-VERBRECHEN 1939-1945

In den Gebieten unter deutscher Herrschaft wurde vom Herbst 1939 an bis zum Zusammenbruch des NS-Regimes in mehreren Phasen ein „Euthanasie"-Programm vollzogen, das insgesamt etwa 300.000 Frauen, Männern und Kindern jeden Alters das Leben kostete. Und zwar ohne jegliche gesetzliche Grundlage, denn auch im NS-Staat war Mord ein Verbrechen. Dieses von den Nazis mit dem euphemistischen Ausdruck „Euthanasie" („guter", „süßer" oder auch „schöner Tod") belegte Programm begann 1939 mit der Ermordung von vermeintlich erbkranken und kognitiv oder körperlich beeinträchtigten Säuglingen und Kindern. Danach fielen ab Januar 1940 dem heute meist nach dem Sitz der Zentralstelle in der Berliner Tiergartenstraße 4 als „Aktion T4" bezeichneten Mordprogramm über 70.000 Psychiatriepatienten und Anstaltsbewohnerinnen zum Opfer. Sie wurden vergast.

Nachdem dieses „Euthanasie"-Programm im August 1941 auf Hitlers Weisung in der bisherigen Form eingestellt wurde, ging das Morden im Rahmen dezentraler „Euthanasie"-Maßnahmen bis kurz vor Ende des NS-Regimes weiter: Systematisches Verhungernlassen, die Überdosierung von Medikamenten und die Verabreichung von Todesspritzen forderten Schätzungen zufolge bis zu 230.000 weitere Tote.

KINDER-„EUTHANASIE"

Bereits am 18. August 1939, noch vor Beginn der „Aktion T4", wurde in Deutschland eine amtliche Meldepflicht für Kinder mit geistigen und körperlichen Behinderungen eingeführt. Der Runderlass des Reichsministeriums des Innern zur „Frühzeitigen Erfassung" forderte Hebammen und leitende Ärztinnen und Ärzte von Entbindungsstationen und Kinderkrankenhäusern auf, sämtliche behinderte Neugeborene sowie Kinder unter drei Jahren den zuständigen Gesundheitsämtern zu melden (die Altersgrenze wurde später erhöht). Meldepflichtige Krankheiten waren „Idiotie" sowie „Mongolismus" (Trisomie 21 oder Down-Syndrom), Mikrozephalie (d. h. ein abnorm kleiner Kopf), Hydrocephalus (im Volksmund häufig als Wasserkopf bezeichnet), Missbildungen jeder Art, besonders das Fehlen von Gliedmaßen, Spaltbildungen des Kopfes und der Wirbelsäule sowie Lähmungen. Für jedes Kind musste ein Meldebogen ausgefüllt werden, der über Grad der Behinderung sowie über die bisherige Krankengeschichte Auskunft geben sollte. Diese Meldebögen wurden an die „Kanzlei des Führers" (KdF) geschickt.

Dort war für das Kinder-„Euthanasie"-Programm eine Organisation mit dem Tarnnamen „Reichsausschuss zur wissenschaftlichen Erfassung erb- und anlagebedingter schwerer Leiden" gegründet worden. Dahinter verbarg sich ein von KdF-Amtschef Viktor Brack geleiteter Gutachterausschuss, der entschied, ob das betreffende Kind zu töten sei oder nicht. Wurde ein Kind selektiert, erging die Anordnung, es in eine der „Kinderfachabteilungen" – eine Bezeichnung, die eine optimale medizinische Versorgung von Kindern suggerieren sollte – einzuweisen, die sukzessive in mehr als 30 Heilanstalten und Kliniken eingerichtet wurden. Die erste „Fachabteilung" entstand in Görden/Brandenburg entweder Ende 1939 oder Anfang 1940.[54]

Das Kinder-„Euthanasie"-Programm dieses „Reichsausschusses" wurde parallel zur „Aktion T4" weitergeführt und endete erst mit dem Zusammenbruch des NS-Regimes (→ „Dezentrale Euthanasie", S. 70). Daneben wurden jedoch auch Kinder jeden Alters aus Heil- und Pflegeanstalten in die Erwachsenen-„Euthanasie" der „Aktion T4" miteinbezogen. Aus Konstanz waren dies die Vierjährigen Benno Bosch und Engelbert Neumeister, der achtjährige Karl Egon Fuchs und die neunjährige Erika Hitschler. Ihr kurzes Leben wird im Kapitel „Biografien der Konstanzer Opfer der ‚Euthanasie'-Morde" nachgezeichnet.

„AKTION T4"

Während die ersten auf die vermeintliche Verbesserung der Erbanlagen des deutschen Volks abzielenden Verbrechen des nationalsozialistischen Regimes – die Zwangssterilisationen der etwa 400.000 Frauen, Männer und Kinder – noch auf Grundlage des am 1. Januar 1934 in Kraft getretenen „Gesetzes zur Verhütung erbkranken Nachwuchses" vollzogen wurden und damit einen legalen Anstrich erhielten, verliefen die Morde der „Aktion T4" klammheimlich. Die Vernichtung von „unwertem Leben", die systematische Ermordung der über 70.000 Psychiatriepatientinnen und Anstaltsbewohner, erfolgte von Beginn an unter dem Motto „Verschleiern und vertuschen". Organisiert wurde die „Aktion T4" ebenfalls von der KdF, die dem NSDAP-Reichsleiter Philipp Bouhler unterstand. Unter seinem Vorsitz fanden in Berlin mehrere Vorbereitungstreffen mit Ärztevertretern statt. Die Planer und Täter der NS-„Euthanasie" stützten sich dabei auf ein Ermächtigungsschreiben Hitlers, das er im Oktober 1939 auf privatem Briefpapier verfasst und auf den Tag des Kriegsbeginns zurückdatiert hatte. Das war die einzige „rechtliche" Grundlage für die Morde.

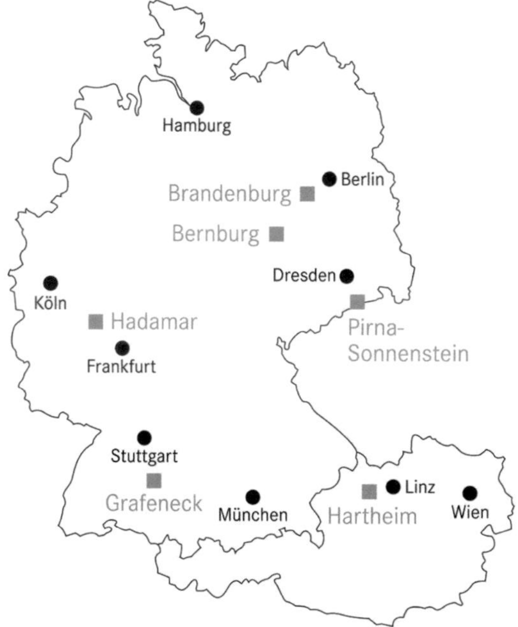

Vernichtungsanstalten der T4-Organisation 1939-1941

Für die Umsetzung der „Aktion T4“ schuf die KdF vier Tarnorganisationen (Briefkastenfirmen):

- Die „Reichsarbeitsgemeinschaft Heil- und Pflegeanstalten“ (RAG), zuständig für die Erfassung und Selektion der Opfer mithilfe von Fragebögen;
- die „Gemeinnützige Stiftung für Anstaltspflege“, die für die Finanzierung des Programms sorgte und als Arbeitgeber des „Euthanasie“-Personals in Erscheinung trat;
- die „Gemeinnützige Krankentransport GmbH“ (Gekrat), die mit aus dem Bestand der Reichspost stammenden roten, später aus Tarngründen grau gestrichenen Omnibussen die Patienten und Patientinnen in die Zwischen- und Tötungsanstalten transportierte, und
- die im April 1941 gegründete „Zentralverrechnungsstelle Heil- und Pflegeanstalten“, die die finanzielle Abwicklung mit den Kostenträgern übernahm.

Zusammen bildeten diese vier Organisationen die Zentraldienststelle T4, die ab April 1940 ihren Sitz in der Berliner Tiergartenstraße 4 hatte. Parallel dazu ließ die KdF im Deutschen Reich fünf psychiatrische Einrichtungen – Grafeneck in Württemberg, Bernburg an der Saale, Hadamar in Hessen, Pirna-Sonnenstein in Sachsen, Hartheim bei Linz – und ein ehemaliges Zuchthaus (Brandenburg) zu Tötungsanstalten umbauen.

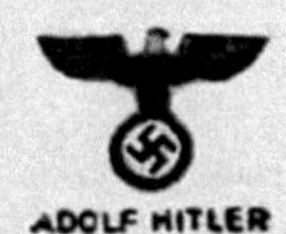

BERLIN, DEN 1.Sept.1939.

Reichsleiter B o u h l e r und

Dr. med. B r a n d t

sind unter Verantwortung beauftragt, die Befugnisse namentlich zu bestimmender Ärzte so zu erweitern, dass nach menschlichem Ermessen unheilbar Kranken bei kritischster Beurteilung ihres Krankheitszustandes der Gnadentod gewährt werden kann.

Hitlers Ermächtigungsschreiben, kein Gesetz, kein Führerbefehl

Die Mordanstalt Grafeneck auf der Schwäbischen Alb

Das einst als Jagdschloss für die Herzöge von Württemberg erbaute Schloss war ab 1928 im Besitz der Samariterstiftung, die hier ein „Krüppelheim" für Männer betrieb. Am 14. Oktober 1939 wurde es „für Zwecke des Reichs" beschlagnahmt. Vorher hatte Dr. Herbert Linden, Vertreter des Reichsinnenministeriums, gemeinsam mit KdF-Amtsleiter Viktor Brack und Eugen Stähle, dem Leiter der Abteilung Gesundheitswesen im württembergischen Innenministerium, die Anlage besichtigt und als für ihre Zwecke geeignet befunden.

Bis Januar 1940 wurde das ehemalige Samariterstift, deren Bewohner in das Kloster Reute umzuziehen hatten, zielgerichtet in eine Mordanstalt umgewandelt: Die T4-Zentrale rekrutierte das nötige Personal, ließ rund 300 Meter vom Schloss entfernt die Aufnahmebaracke errichten und eine Remise zur Gaskammer umbauen, die bis zu 75 Menschen aufnehmen konnte – was genau der Transportkapazität der drei grauen Gekrat-Busse entsprach, mit denen die Opfer nach Grafeneck befördert wurden. Am 18. Januar 1940 nahm die nun als „Landespflegeanstalt Grafeneck" bezeichnete Institution unter der Leitung ihres ärztlichen Direktors Dr. Horst Schumann mit der Vergasung von 25 Patienten der bayerischen Heil- und Pflegeanstalt Eglfing-Haar ihren Tötungsbetrieb auf. Der erste Deportationstransport aus württembergischen Anstalten traf am 25. Januar ein; Transporte aus Baden setzten im Februar 1940 ein. Die Ermordung erfolgte durch Kohlenmonoxyd-Gas der IG Farben:

> „Beim Betreten des Vergasungsraums wurden die Kranken, maximal 75 Personen, nochmals gezählt, sodann die Tore geschlossen. Anfangs schienen einige Opfer noch geglaubt zu haben, es gehe tatsächlich zum Duschen, andere begannen sich im letzten Moment zu wehren und schrien laut. Die Dauer der Zufuhr des Gases betrug in der Regel ca. 20 Minuten; sie wurde eingestellt, wenn sich im Vergasungsraum keine Bewegung mehr feststellen ließ",

schreibt dazu Thomas Stöckle, der Leiter der Gedenkstätte Grafeneck.[55] Verschleiern und vertuschen war auch die Maßgabe nach der Ermordung der Menschen. So wurde in Grafeneck – wie in jeder T4-Mordanstalt – ein eigenes Standesamt installiert, in dem die Standesbeamten Sterbeurkunden mit frei erfundenen Todesursachen ausstellten. Die Todesnachricht erhielten die Angehörigen aus der sogenannten Trostbriefabteilung. Da der Tod zu vieler Kranker am selben Tag und am selben Ort zwangsläufig Verdacht erregt hätte, waren vorher in der sogenannten Absteckabteilung auf Landkarten Markierungsnadeln für den Wohnort angebracht worden.

Auch sonst wurde, um offensichtliche Todesfallhäufungen zu kaschieren, reger Aktentausch betrieben. So erhielt der Ehemann von Anna Geiser (→ S. 85) gegen Ende August 1940 ein Schreiben aus Grafeneck, mit dem er darüber informiert wurde, dass seine Frau vorübergehend hier eingewiesen worden sei, in den nächsten Tagen aber weiterverlegt werde. Zwei Wochen später bekam er erneut Post. Diesmal von der Landesanstalt Hartheim bei Linz. In dem Brief stand, dass seine Frau am 8. September 1940 hier unerwartet an einer Gallenblasen- und Bauchfellentzündung gestorben sei. Dabei war sie bereits am 14. August in Grafeneck ermordet worden.

Die 1940 in Grafeneck ermordeten 10.654[56] Menschen kamen aus 48 Einrichtungen und psychiatrischen Kliniken im heutigen Baden-Württemberg, in Bayern, Hessen und Nordrhein-Westfalen, davon nach aktuellem Forschungsstand allein 448 Frauen und Männer aus der Konstanzer Heil- und Pflegeanstalt. Über 9600 Opfer sind heute namentlich bekannt. Die letzten Morde in Grafeneck fanden am 13. Dezember 1940 statt. Ob die Anstalt damit aus Sicht der Planer ihr „Soll" erreicht hatte oder ob dies andere Gründe hatte, überlassen wir der fachwissenschaftlichen Diskussion. Bis zu diesem Zeitpunkt war bereits jeder zweite Patient, jede zweite Heimbewohnerin aus den Heil- und Pflegeanstalten Badens und Württembergs in Grafeneck ermordet worden.[57]

Ab Januar 1941 wurde ein Großteil des Grafenecker Personals – circa hundert Personen – zunächst ins hessische Hadamar versetzt. Danach lassen sich die Spuren der Täter und der von ihnen entwickelten Tötungsverfahren bis in die späteren Vernichtungslager des Holocaust in Bełżec, Treblinka, Sobibór und Auschwitz-Birkenau verfolgen. So war Dr. Horst Schumann (1906–1983), der erste Leiter und ärztliche Direktor von Grafeneck, ab Herbst 1942 als Lagerarzt in Auschwitz an oftmals tödlichen Menschenversuchen zur Massensterilisierung beteiligt. Und der vormalige Stuttgarter Kriminalkommissar Christian Wirth, der die ersten Vergasungen in Grafeneck leitete, wurde 1941/42 zum ersten Kommandanten des Vernichtungslager Bełżec in Polen. Im Rahmen der „Aktion Reinhardt" – ein Tarnname für die systematische Ermordung aller Jüdinnen, Juden und Roma des Generalgouvernements im deutsch besetzten Polen – fungierte er später als Generalinspekteur der Vernichtungslager Bełżec, Treblinka und Sobibór.

1947 wurde Schloss Grafeneck wieder eine Einrichtung der Behindertenhilfe der Samariterstiftung. Zudem befindet sich dort das Dokumentationszentrum Gedenkstätte Grafeneck.

Die Heil- und Pflegeanstalt bei Konstanz

In der Konstanzer Anstalt trafen die Meldebögen zur Erfassung der potenziellen Opfer des Mordprogramms T4 am 18. Oktober 1939 bei Direktor Arthur Kuhn (→ S. 40) ein. „Bezüglich ihrer Bedeutung war Direktor Kuhn ebenso wie seine ärztlichen Mitarbeiter völlig ahnungslos", schreibt Faulstich.[58] Er vermutete, wie anfangs auch viele andere Anstaltsleiter, dahinter eine der vielen abzuliefernden Statistiken:

> „Dementsprechend wurden die Angaben in vielen Fällen gefärbt: je nachdem, ob die Leiter mehr eine Abziehung der in ihrem Wirtschaftsbetrieb noch arbeitsfähigen Patienten befürchteten oder aber mehr eine Verlegung ihrer schwer und unheilbaren Kranken in schlechtere Unterkünfte (‚Sparanstalten') verhüten zu müssen glaubten, wurde die in den Meldebogen enthaltene Frage nach der Arbeitsfähigkeit des jeweiligen Anstaltsinsassen vielfach bewusst ungünstiger oder günstiger, als es der Wirklichkeit entsprach, beantwortet."[59]

Die Meldebögenbearbeitung dauerte bis zum 18. November 1939. Danach wurden die Bögen nach Berlin gesandt – wo „Gutachter", vielfach Psychiatrieprofessoren und Anstaltsleiter, über Leben und Tod entschieden. Wer nicht mehr arbeitsfähig war, über einen langen Zeitraum in einer Anstalt lebte oder wessen Angehörige sich nicht mehr meldeten, hatte wenig Überlebenschancen: In dem schwarz umrahmten Feld in der linken unteren Ecke des Meldebogens trugen die „Gutachter" mit rotem Stift ein Pluszeichen ein. Wer am Leben bleiben konnte, erhielt mit blauem Stift ein Minuszeichen. Infolgedessen wurden zwischen dem 7. Mai 1940 und dem 21. Februar 1941 531 Menschen aus der Heil- und Pflegeanstalt bei Konstanz deportiert.

Elf Fahrten ins Gas

Insgesamt verließen elf Deportationstransporte die Heil- und Pflegeanstalt bei Konstanz – unter Vorspiegelung von „Verlegungen von Anstaltspatienten im Rahmen besonderer planwirtschaftlicher Maßnahmen".[60] Die ersten sieben Transporte führten in die Mordanstalt Grafeneck. Nach deren Schließung war das Ziel der Transporte die Mordanstalt im hessischen Hadamar, deren Betrieb erst durch den Einmarsch von US-Truppen am 26. März 1945 beendet wurde.

Der erste Transport vom 7. Mai 1940: Der erste Transport, der die Heil- und Pflegeanstalt bei Konstanz verließ, umfasste 52 Menschen und betraf vor allem Sicherungsverwahrte wie Josef Geiger (→ S. 84) und Langzeitpatienten wie Eugen Bofinger (→ S. 80). Sie wurden zunächst in die Zwischenanstalt Zwiefalten deportiert, am 12. Juni 1940 erfolgte der Weitertransport nach Grafeneck.

Der zweite Transport vom 17. Juni 1940: Dies war der größte Transport, der die Anstalt jemals verließ, und ein reiner Frauentransport. 91 Frauen wurden auf direktem Weg nach Grafeneck gebracht. „Töten nach dem Alphabet" nennt Faulstich das, denn die Namen von 59 Patientinnen begannen mit den Buchstaben A bis L.[61] Zu ihnen gehörten die Konstanzerinnen Wilma Haisch (→ S. 88), Rosa Lang (→ S. 99) und Charlotte Letzelter (→ S. 102). Mit diesem Transport wurden zudem 32 körperlich schwer kranke Frauen ins Gas geschickt, die beispielsweise an Typhus oder Tuberkulose litten.

Der dritte Transport vom 27. Juni 1940: Mit diesem zweiten reinen Frauentransport ging das „Töten nach dem Alphabet" weiter: 75 Frauen, deren Nachnamen die Anfangsbuchstaben M bis Z trugen, gelangten an diesem Tag in die Mordanstalt. Unter ihnen waren die Konstanzerinnen Josefine Renker (→ S. 109), Anna Schmid (→ S. 111) und Emma Wippler (→ S. 120).

Der vierte Transport vom 24. Juli 1940: Mit diesem Transport mussten 75 Männer, deren Namen mit den Buchstaben A bis R begannen, die Anstalt bei Konstanz verlassen. Unter ihnen befanden sich die Konstanzer Hugo Hämmer (→ S. 86), Anton Hölzle (→ S. 92), Karl Katz (→ S. 96), Herrmann Keller (→ S. 97), Ernst König (→ S. 98) und Friedrich Leib (→ S. 101).

Der fünfte Transport vom 14. August 1940: Er umfasste 66 Männer und Frauen, unter ihnen die Konstanzerinnen Franziska Rüttgeroth (→ S. 110) und Anna Geiser (→ S. 85).

Der sechste Transport vom 10. Oktober 1940: Mit diesem Transport gelangten 57 Frauen und Männer nach Grafeneck. Dort wurden drei Kriegsversehrte zurückgestellt.

Der siebte Transport am 28. November 1940: Dies war der letzte nach Grafeneck abgehende Transport; er bestand aus 25 Frauen und 15 Männern, unter ihnen war die Konstanzerin Luzia Hahn (→ S. 87).

Der achte Transport vom 17. Dezember 1940 nach Hadamar: In Grafeneck fanden die letzten Morde, wie bereits erwähnt, am 13. Dezember 1940 statt. Bis dahin war dort bereits die Hälfte der Patienten und Patientinnen der Anstalten in Baden und Württemberg vergast worden. Vier Tage später war das neue Ziel die hessische Mordanstalt Hadamar. Der Transport vom 17. Dezember 1940 brachte 43 Menschen, unter ihnen die Konstanzerin Berta Amann (→ S. 123), zunächst in die Heil- und Pflegeanstalt Wiesloch, die als Zwischenanstalt diente. Der Weitertransport nach Hadamar erfolgte am 2. April 1941.

Der neunte Transport vom 21. Januar 1941: Über diesen Transport ist lediglich bekannt, dass er sieben Männer betraf.

Der zehnte Transport vom 1. Februar 1941: Dieser Transport war ein kleiner Spezialtransport von „nur" sechs Personen. Auf Basis des von Ministerialrat Ludwig Sprauer (→ S. 74) unterzeichneten Geheimerlasses Nr. IVg 7628/-40/5106 des badischen Innenministeriums vom 10. Januar 1941 („betrifft: Verlegung geisteskranker Juden") sollten nun die letzten in den Heilanstalten noch verbliebenen Jüdinnen und Juden deportiert werden. Neben vier Patienten und Patientinnen der Anstalt wurden an jenem Tag auch Hedwig und Hans Liebermann (→ S. 103f.) aus dem jüdischen Altersheim in der Konstanzer Sigismundstraße zunächst mit der Bahn in das Sammellager Heppenheim gebracht. Von dort erfolgte ihr Weitertransport nach Hadamar.

Der elfte Transport vom 21. Februar 1941: Auch über diesen letzten Transport ist wenig bekannt. Wie schon zuvor brachte er sieben Männer und zwölf Frauen zunächst nach Wiesloch, dann nach Hadamar.

Von den insgesamt 531 Männer und Frauen, die aus der Heil- und Pflegeanstalt bei Konstanz deportiert worden waren, wurden einige Frauen und Männer in Grafeneck oder in vorgeschalteten Zwischenanstalten zurückgestellt, sodass Faulstich eine Gesamtopferzahl von 508 Pfleglingen der Konstanzer Anstalt ermittelte.[62] An diese Menschen erinnert seit dem Jahr 1988 vor Haus 20 des Zentrums für Psychiatrie Reichenau ein Mahnmal (→ „Gedenken“, S. 143).

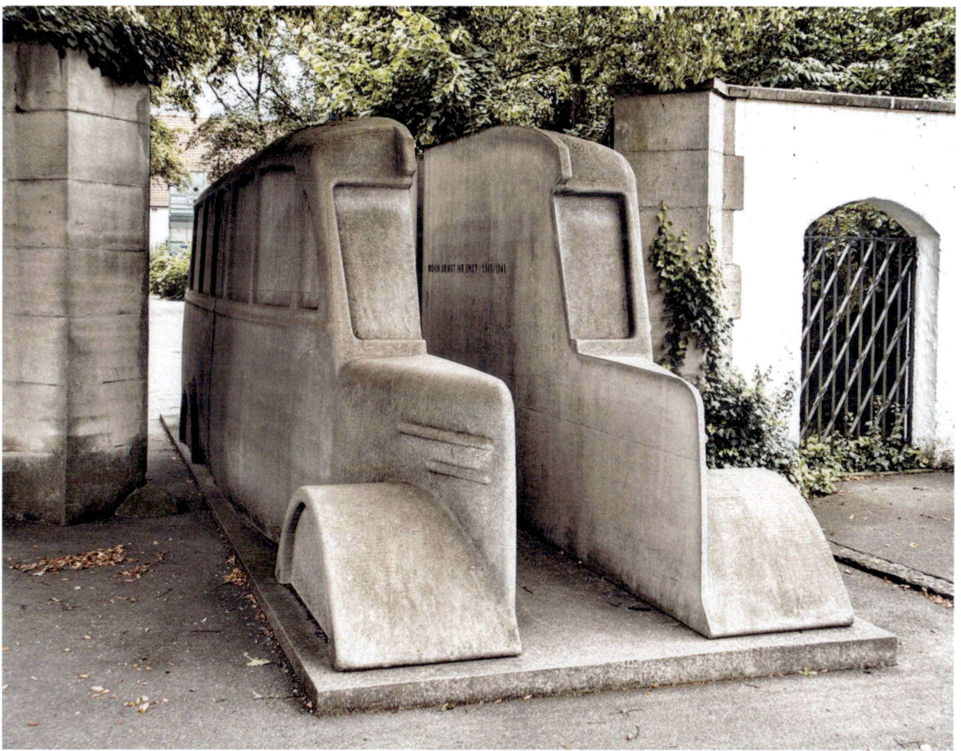

Die grauen Busse sind zum Gedenk-Symbol der NS-„Euthanasie“-Aktion geworden. Seit 2007 versperrt am ZfP Weissenau ein in Beton gegossenes Abbild dieser Busse die historische Pforte der ehemaligen Heilanstalt

„DEZENTRALE EUTHANASIE“

Im August 1941 beendete Hitler durch eine mündliche Anordnung an Viktor Brack die „Aktion T4“. Auf die „Vielfalt von Gründen“[63], die ihn zu dieser Entscheidung bewegten, kann hier nicht eingegangen werden. Allerdings hatte die starke Häufung der Todesfälle von Menschen mit Behinderung oder einer psychischen Erkrankung zu nicht mehr kontrollierbaren Gerüchten in der Bevölkerung geführt und insbesondere zu kirchlichen Protesten wie jenem des Münsteraner Bischofs Clemens August von Galen. Er hatte in seiner Predigt am 3. August 1941[64] die „Euthanasie“ öffentlich angeprangert.[65] Und für den im Juni 1941 begonnenen Überfall auf die Sowjetunion benötigte das NS-Regime die volle Loyalität der Bevölkerung.

Gemordet wurde trotzdem weiter: Nun nicht mehr in den zentralen, für die „Aktion T4“ errichteten Mordanstalten, sondern ohne direkte zentrale Lenkung überall im Reich: In Heil- und Pflegeanstalten töteten Ärztinnen und Ärzte sowie Pflegekräfte die ihnen anvertrauten Menschen durch Überdosierung von Medikamenten oder Todesspritzen. „Kriegst a Spritzn, bist hin“, kommentierte zynisch die Zwiefalter Anstaltsdirektorin Dr. Martha Fauser (1889–1975) diese Vorgehensweise.[66] Wegen dreier erwiesener Einzeltötungen wurde sie im Tübinger Grafeneck-Prozess zu einer Gefängnisstrafe von anderthalb Jahren verurteilt, die aber durch die Untersuchungshaft als verbüßt galt (→ „Euthanasie vor Gericht“, S. 127).

Es gab Anstalten mit sogenannten Hungerhäusern und -Abteilungen. Auch hatte beispielsweise Dr. Valentin Faltlhauser (1876–1961), der Leiter der Heil- und Pflegeanstalt Kaufbeuren-Irsee, eine gezielt eingesetzte „Entzugs-Kost“ (auch „E-Kost“ oder „Euthanasie-Kost“) für die Fortführung des abgebrochenen Mordprogramms entwickelt: Auf einer Konferenz der bayerischen Anstaltsdirektoren am 17. November 1942 im bayerischen Innenministerium referierte er über seine in Kaufbeuren und Irsee bereits ab 1941 gemachten Erfahrungen bei der Verabreichung einer fettlosen Sonderkost, durch die „arbeitsunfähige“ Pfleglinge innerhalb von drei Monaten verhungerten. Ein Verfahren, das mit dem „Hungerkost-Erlaß“ des Bayerischen Staatsministeriums des Inneren nur wenig später auch in anderen Anstalten Anwendung fand. Der Tod der Patientinnen und Patienten wurde aber auch in Anstalten ohne eigens eingerichtete „Hungerhäuser“ durch vorsätzliche Vernachlässigung wie unterlassene Pflege, durch die Inkaufnahme von Seuchen bei katastrophaler Überbelegung und durch Verhungernlassen bewusst herbeigeführt.

Bewusstes Sterbenlassen ist nachträglich schwer nachweisbar. Dennoch gibt es Indikatoren, die auf eine absichtsvolle Tötung verweisen: Rapider Gewichtsverlust durch völlig unzureichende Versorgung mit Nahrungsmitteln gehören ebenso dazu wie unterlassene medizinische Behandlung. Als typische Todesursachen finden sich hier beispielsweise Infektionskrankheiten, Magen-Darm-Erkrankungen, Tuberkulose und Lungenentzündung. Damit konnte das ärztliche Personal eine scheinbar natürliche Todesursache in den Leichenschauschein eintragen.[67] Dies sind Faktoren, die uns Menschen wie Bertha Hilda Schroff (→ S. 113) und Otto Emil Weltin (→ S. 117) zu den Opfern dezentraler Euthanasie zählen lassen. Beide starben Ende Mai/Anfang Juni 1944 in der Heil- und Pflegeanstalt Emmendingen, die nach Faulstich in jenem Jahr mit 165 NS-Opfern eine Übersterblichkeit von 12,7 Prozent aufwies (gegenüber durchschnittlich 3,7 Prozent zwischen 1935 und 1938).[68]

Zu den in der Phase der „dezentralen Euthanasie" getöteten schätzungsweise 230.000 Menschen gehören auch die im Unterkapitel „Kinder-Euthanasie" angeführten Opfer sowie die „Reichsausschuss-Kinder", für deren Ermordung meist das Barbiturat Luminal verwendet und als Todesursache „natürlicher Tod" durch Lungenentzündung angegeben wurde.[69] In einer dieser Anstalten mit speziellen „Kinderfachabteilungen", der Heil- und Pflegeanstalt Kaufbeuren, wurde am 8. Dezember 1944 der erst vierjährige Rolf Mühlhahn (→ S. 106) aus Konstanz durch eine Überdosis verabreichter Medikamente umgebracht.

„AKTION 14F13"

NSDAP-Reichsleiter Philipp Bouhler ließ die im „Euthanasie"-Programm erfahrene Ärzteschaft ab April 1941 weitere „Ballastexistenzen" selektieren – diesmal in den stark überfüllten Konzentrationslagern. Selektionskriterium war nun die Arbeitsfähigkeit. Im Zuge dieser „Aktion 14f13" (auch: „Sonderbehandlung 14f13") wurden ab Anfang April 1941 schätzungsweise 15.000 bis 20.000[70] arbeitsunfähige und kranke KZ-Häftlinge vergast. Sie waren nicht weiter ökonomisch ausbeutbar, damit „lebensunwert" und zum „Ballast" geworden. Die Initiative für die Häftlingsmorde ging von Reichsleiter SS Heinrich Himmler aus. Die „Sonderbehandlung" der Häftlinge unterstand der Inspektion der Konzentrationslager (IKL, ab März 1942 im Amt D des SS-Wirtschafts- und Verwaltungshauptamts) und wurde geleitet von Richard Glücks. Die SS war für die Steuerung und Überwachung der „Aktion 14f13" zuständig, die sich organisatorisch der Dienste der T4-Zentrale bediente. Der Name dieses Programms setzte sich zusammen aus der Ziffer „14" für den Inspekteur der Konzentrationslager beim Reichsführer-SS, dem Buchstaben „f" für Todesfälle und der Ziffer „13" für „Vergasung". Genutzt wurden dafür die für die „Aktion T4" errichteten Mordanstalten Pirna-Sonnenstein, Bernburg und Hartheim bei Linz. Die dort vergasten Opfer wurden allerdings in den Sterbebüchern derjenigen Konzentrationslager geführt, aus denen sie kamen.

Die erste nachweisliche Selektion fand Anfang April 1941 im KZ Sachsenhausen statt: Aus der T4-Zentrale wurden dafür Ärzte zur Selektion entsandt, die bereits an der Auswahl der „Euthanasie"-Opfer beteiligt waren. Die Vorauswahl übernahm allerdings die KZ-Leitung. Nach ersten Transporten aus dem KZ Buchenwald folgte der Transport von 575 nicht mehr arbeitsfähigen Häftlingen aus dem KZ Auschwitz in die Mordanstalt Pirna-Sonnenstein am 28. Juli 1941. Einer der Ärzte, der zur Selektion entsandt wurde, war Horst Schumann, der als ärztlicher Direktor bereits die Mordanstalt Grafeneck geleitet hatte und in derselben Funktion Pirna-Sonnenstein übernommen hatte.[71] Die „Aktion 14f13" wurde sukzsessive auf alle Konzentrationslager ausgeweitet. Im weiteren Verlauf bezog die SS neben kranken und nicht mehr arbeitsfähigen KZ-Häftlingen auch jüdische und besonders missliebige Häftlinge, „Asoziale" und „Rassenschänder" in diese „Sonderbehandlung" mit ein.

Da bisher erst circa ein Drittel der bisher schon bekannten Konstanzer „Verdachtsfälle“ von „Euthanasie“-Opfern analysiert werden konnte – und darüber hinaus auch noch von weiteren Opfern ausgegangen werden kann –, lassen sich noch keine Aussagen darüber tätigen, ob auch Konstanzerinnen und Konstanzer Opfer der „Aktion 14f13“ wurden.

Ministerialrat Ludwig Sprauer (1884–1962)

Der in Heidelberg geborene Ludwig Sprauer arbeitete nach seinem Medizinstudium unter anderem in der Heil- und Pflegeanstalt Wiesloch, bevor er 1919 in den Staatsdienst eintrat. 1930 wurde er Bezirksarzt in Konstanz, eine Position, die er zuvor bereits in Stockach und Oberkirch ausgeübt hatte. Im Februar 1932, also noch vor dem Machtantritt der Nazis und damit offensichtlich aus voller Überzeugung, trat er in die NSDAP ein und begünstigte in seiner Funktion den Straßen- und Versammlungsterror der SA: Zwei zu mehrmonatigen Gefängnisstrafen verurteilten Konstanzer SA-Führern stellte er im Herbst 1932 fragwürdige Haftunfähigkeitsbescheinigungen aus, die einer der beiden sofort zur Flucht nutzte. „1933 wird Dr. Sprauer für seine ärztliche Fluchthilfe mit einem Stadtratsmandat der NSDAP belohnt", schreibt der Konstanzer Historiker Werner Trapp.[72]

Die in Konstanz erworbenen Meriten waren Sprauers Aufstieg offensichtlich förderlich: Er wurde bereits zum 1. Januar 1934 in die Landeshauptstadt Karlsruhe versetzt und machte in der Folge eine steile Karriere im badischen Innenministerium: Er stieg zum höchsten Medizinalbeamten Badens auf und war zuständig für das badische „Euthanasie"-Programm. In die ansonsten streng geheim gehaltenen Planungen für die „Aktion T4" – auch im NS-Staat war Mord ein Verbrechen – wurde Sprauer eingeweiht; er verbrachte zu Informations- und Schulungszwecken einige Zeit in Berlin. Anfang April 1940 nahm er in Grafeneck auch höchstpersönlich den Vollzug einer Vergasung in Augenschein.

Als eine seiner letzten Amtshandlungen überhaupt ordnete Sprauer kurz vor dem Zusammenbruch des NS-Regimes die Vernichtung all jener Akten an, die die „Verlegungen" nach Grafeneck dokumentierten. Danach zog er wieder nach Konstanz, wo er von den Besatzungskräften verhaftet wurde. Für seine Taten musste er sich vor dem Landgericht Freiburg verantworten. Das Urteil erging am 16. November 1948: „Der Angeklagte Dr. med. Ludwig Sprauer, früherer Ministerialrat, wird wegen Verbrechen gegen die Menschlichkeit, rechtlich zusammentreffend mit tateinheitlich begangener Beihilfe zum Mord an Anstaltsinsassen, zu lebenslänglichem Zuchthaus verurteilt."[73] (→ „Euthanasie vor Gericht", S. 127)

Aber die Zeiten änderten sich schnell. Die Verfolgung der Täter trat in den Hintergrund; an der Aufarbeitung der Geschehnisse gab es keinerlei Interesse mehr: Zunächst wurde Sprauers Haftstrafe auf elf Jahre reduziert und 1951 seine Haft durch Gnadenerlass ganz ausgesetzt – wie für so viele verurteilte Kriegsverbrecher. Nach seiner Freilassung kehrte er nach Konstanz zurück und lebte dort bis kurz vor seinem Tod im Jahr 1962 im Stadtteil Paradies in der Gartenstraße 40.

BIOGRAFIEN VON KONSTANZER OPFERN DER „EUTHANASIE"-MORDE

Zur Erinnerung an alle Konstanzerinnen und Konstanzer, die von Nationalsozialisten als „lebensunwert" ermordet wurden, würdigen wir auf den nachfolgenden Seiten stellvertretend jene 32 Frauen, Männer und Kinder, deren Schicksal bis heute rekonstruiert werden konnte. Die Gesamtzahl der Opfer lag deutlich höher.

Mathilde Althoff

geboren am 3. November 1914
ermordet am 17. September 1940

Mathilde wurde am 3. November 1914 als Tochter von Pauline Althoff und Karl Eismann in Konstanz geboren. Ihre Eltern – die Mutter war Haushälterin, ihr Vater Bauunternehmer – heirateten erst nach der Geburt weiterer gemeinsamer Kinder im Juni 1932. Zu diesem Zeitpunkt war das Mädchen bereits seit elf Jahren in der „Erziehungs- und Pflegeanstalt für Geistesschwache" in Mosbach untergebracht, einer Einrichtung der evangelischen Inneren Mission. Sie hatte von klein auf an der sogenannten englischen Krankheit, besser bekannt als Rachitis, gelitten: Dauernde Mangelernährung und das Fehlen des für den Knochenaufbau notwendigen Vitamins D führten zu einer Erkrankung der wachsenden Knochen, was vor allem Kinder aus ärmlichen Verhältnissen traf.

Die kleine Mathilde war gehbehindert und litt unter epileptischen Anfällen. Nach einem Aufenthalt im Konstanzer Krankenhaus war die Sechsjährige am 21. Januar 1921 in die Pflegeanstalt Mosbach eingeliefert worden. Einer der grauen Busse brachte sie am 17. September 1940 mit dem zweiten Transport aus Mosbach zusammen mit 89 weiteren Patientinnen und Patienten – darunter auch die erst neunjährige Erika Hitschler aus Konstanz – nach Grafeneck, wo sie noch am selben Tag vergast wurde.[74]

Mathilde Althoffs Urne gehört zu jenen annähernd 200 Urnen von „Euthanasie"-Opfern, die im Keller des Konstanzer Krematoriums über 40 Jahre lang würdelos eingelagert wurden (→ „Die ‚vergessenen' Konstanzer Urnen", S. 134).

Am 25. September 2020 wurde für Mathilde Althoff am Durchgang zum Haus Hüetlinstraße 31 ein Stolperstein verlegt.

Adelheid Bloch

geboren am 12. April 1908
ermordet am 25. Juni 1940

Adelheid Bloch wurde am 12. April 1908 in Konstanz geboren. Sie war die Tochter des Anwalts Dr. Moritz Bloch und dessen zweiter Frau Ida (geb. Weil). Bereits als Dreijährige erkrankte Adelheid an Hirnhautentzündung, von der sie sich nie wieder erholte. Ab Juni 1927 war sie Patientin der Heil- und Pflegeanstalt Wiesloch. Ihr Vater war Vorsteher der Jüdischen Gemeinde Konstanz. Am Morgen des 10. November 1938 wurde er gemeinsam mit den meisten männlichen Mitgliedern der Jüdischen Gemeinde verhaftet. Die SS-Leute wollten ihn im Rhein ertränken, was nur durch den Protest von Passanten verhindert werden konnte. Im Gebäude der Gestapo wurde er in den folgenden Stunden misshandelt, und nach Schlägen mit einer Stahlrute erblindete er auf einem Auge. Ihm und seiner Frau gelang 1939 die Flucht über Zürich nach Brasilien. Adelheid blieb jedoch in Wiesloch; ihre Eltern hatten vorher noch dafür sorgen können, dass das Pflegegeld regelmäßig für sie überwiesen werden konnte.

Im Rahmen der „Aktion T4" wurde auch Adelheid erfasst. Ihre Selektion erfolgte – völlig unabhängig von der Dauer ihres Anstaltsaufenthalts, ihrer Heilungschancen oder ihrer Arbeitsfähigkeit – allein aufgrund ihrer Abstammung. Am 15. April 1940 hatte das Reichsinnenministerium angeordnet, alle „jüdischen Geisteskranken" nach Berlin zu melden. Das badische Innenministerium war dieser Anweisung gefolgt und hatte am 23. Mai 1940 den Aufenthalt von 49 Jüdinnen und 58 Juden in badischen Heil- und Pflegeanstalten gemeldet.

Am 25. Juni 1940 wurde Adelheid Bloch in die Tötungsanstalt Grafeneck deportiert, noch am selben Tag vergast und eingeäschert.[75]

Am 4. Oktober 2007 wurde für Adelheid Bloch in der Döbelestraße 4 ein Stolperstein verlegt.

Eugen Bofinger

geboren am 27. Januar 1884
ermordet am 12. Juni 1940

Eugen Bofinger wurde am 27. Januar 1884 in Stuttgart/Feuerbach geboren, war von Beruf Ingenieur und verheiratet mit Else Bofinger, geb. Sedelmayer.

Ab 1914 lebte das Ehepaar in Konstanz, zuletzt am Sankt-Gebhard-Platz 30. Über seine Lebensgeschichte ist nur sehr wenig bekannt. Ab 1929 war Eugen Bofinger Patient in der Heil- und Pflegeanstalt bei Konstanz und blieb dort in dauerhafter stationärer Behandlung. Warum er in der Anstalt untergebracht war, ist den Akten nicht zu entnehmen. Am 7. Mai 1940 wurde er mit dem ersten Transport aus der Heil- und Pflegeanstalt bei Konstanz nach Grafeneck deportiert; zuerst in die als Zwischenanstalt fungierende Anstalt Zwiefalten, und fünf Wochen später, am 12. Juni 1940, in die Tötungsanstalt Grafeneck, wo er am selben Tag im Alter von 56 Jahren vergast und eingeäschert wurde.[76]

Am 4. Oktober 2007 wurde für Eugen Bofinger am Sankt-Gebhard-Platz 30 ein Stolperstein verlegt.

Sofie Anna Boll

geboren am 1. August 1912
ermordet am 21. August 1940

Sofie Anna Boll, geboren am 1. August 1912 in Konstanz, war das Kind von Elisabeth Boll, geb. Frey, aus Leutkirch und Karl Boll aus Pfullendorf. Sie hatte sieben Geschwister, die älteste Schwester kam 1903 in Pfullendorf zur Welt, die jüngste Schwester 1914 in Konstanz. Der Vater arbeitete als Tagelöhner, und die Familie wechselte innerhalb des Konstanzer Stadtgebietes häufig die Adresse.

Mit zweieinhalb Jahren, am 10. März 1915, wurde die kleine Anna im Kinderheim der von der Caritas betriebenen St. Josefsanstalt in Herten bei Lörrach aufgenommen. Die Vorgängereinrichtung des St. Josefshauses war 1879 vom Hertener Dorfpfarrer Karl Rolfus auf Anregung der damaligen Oberin der Barmherzigen Schwestern vom Heiligen Kreuz, Maria Theresia Scherer, gegründet worden, um sich der „Kretinen" in Herten und Umgebung anzunehmen. Hier sollten die Menschen nicht einfach nur verwahrt, sondern gezielt gefördert werden: Ihnen wurde Bildung und sogar eine Ausbildung ermöglicht. Die Anstalt verstand sich in den 1930er- und 1940er Jahren als „Privat-, Unterrichts- und Erziehungsanstalt für Geistesschwache und Epileptische katholischer Konfession" und bezeichnete sich zudem als „Pflegeanstalt für Nichtbildungsfähige jeder Konfession, Alters und Geschlechts". Im Jahr 1939 waren die Hälfte der Pfleglinge Kinder, und die allermeisten von ihnen erhielten in der Anstalt schulische Bildung. Neben der anstaltseigenen Schule mit Spezialklassen für schwerhörige, taubstumme und sprachbehinderte Kinder gab es auch einen heilpädagogischen Sonderkindergarten. (→ siehe auch Nachwort, S. 148)

Sofie Anna Boll blieb ihr ganzes Leben in der Hertener Anstalt, bis sie 25 Jahre nach ihrer Aufnahme – wie 344 weitere Pfleglinge – in die Tötungsmaschinerie der „Aktion T4" geriet. In fünf Transporten beförderten graue Busse die Menschen von Herten aus über Zwischenanstalten zur tödlichen Endstation in Grafeneck. Am 26. Juli 1940 wurde Sofie Anna Boll im ersten Transport zusammen mit 67 weiteren Mädchen und jungen Frauen zunächst in die Heil- und Pflegeanstalt Emmendingen gebracht. Vier Wochen später, am 21. August 1940, wurde sie im Alter von 28 Jahren in Grafeneck vergast und ihr Leichnam verbrannt.[77]

Am 13. September 2015 wurde für Sofie Anna Boll in der Sankt-Johann-Gasse 5 ein Stolperstein verlegt.

Benno Bosch

geboren am 19. Januar 1936
ermordet am 6. September 1940

Benno Bosch kam am 19. Januar 1936 in Konstanz zur Welt. Er sollte seinen fünften Geburtstag nicht erleben. Benno war der Sohn von Oskar und Gertrud Bosch, geb. Saigerschmidt, und katholisch getauft. Seine Mutter (geb. am 16. Juni 1913) meldete sich am 24. Dezember 1940 in Konstanz ab und zog nach Chemnitz. Sein Vater starb in den letzten Kriegsmonaten am 28. Februar 1945. Die letzte Wohnadresse der Familie in Konstanz war die Zollernstraße 23.

Der kleine Benno kam bereits mit zwei Jahren in das Konstanzer Kinderheim Nazareth in der Säntisstraße 4. Dort blieb er aber nur zwei Monate, vom 12. April bis zum 24. Juni 1938. Danach gelangte er in das St. Josefshaus in Herten bei Lörrach, ein Heim für geistig behinderte Menschen. Was der Grund für die Heimunterbringung des kleinen Jungen war, ist nicht bekannt.

Von Herten aus gab es in der zweiten Jahreshälfte 1940 fünf Transporte mit insgesamt 345 Menschen, hauptsächlich Kindern, in die Tötungsanstalt Grafeneck. Diese Transporte verliefen über Zwischenanstalten, um Angehörige, die Heimleitung und das Pflegepersonal über den tatsächlichen Zweck der Verlegung zu täuschen. Benno Bosch wurde beim dritten Transport am 20. August 1940 zusammen mit 74 weiteren Kindern und Jugendlichen abgeholt und zunächst in die Heil- und Pflegeanstalt Emmendingen gebracht. Zwei Wochen später, am 6. September 1940, wurde Benno Bosch nach Grafeneck deportiert und am selben Tag vergast und eingeäschert.[78]

Bennos Urne, mit gefälschtem Sterbedatum und Sterbeort, stand bis Herbst 1982 unbeachtet in einem Nebenraum des Konstanzer Krematoriums (→ „Die ‚vergessenen‘ Konstanzer Urnen“, S. 134).

Am 22. Mai 2009 wurde für Benno Bosch in der Zollernstraße 23 ein Stolperstein verlegt.

Karl Egon Fuchs

geboren am 26. Februar 1932
ermordet am 29. August 1940

Karl Egon Fuchs kam am 26. Februar 1932 als Sohn von Anna Fuchs, geb. Sierock, und Karl Fuchs in Konstanz zur Welt. Er hatte fünf ältere Geschwister. Sein Vater erkrankte während des Krieges und starb am 21. Juni 1943 im Konstanzer Krankenhaus. Der kleine Karl lernte nie richtig sprechen. Diese Sprachstörung war wohl der Grund dafür, dass er am 8. April 1937 in das St. Josefshaus in Herten bei Lörrach aufgenommen wurde, gut einen Monat nach seinem fünften Geburtstag. Am 12. August 1940 wurde der achtjährige Junge zusammen mit 74 weiteren männlichen Heimbewohnern mit den grauen Bussen abgeholt und zunächst nach Emmendingen gebracht. Zwei Wochen später, am 29. August 1940, wurde er in die Tötungsanstalt Grafeneck auf der Schwäbischen Alb gebracht und noch am selben Tag vergast und eingeäschert.

Ein Formschreiben vom 5. September 1940 setzte die Eltern über seinen Tod in Kenntnis: „Karl Egon Fuchs, glaubenslos, wohnhaft Grafeneck, ist am 5. September um 4 Uhr verstorben", hieß es darin und weiter zur Todesursache: „Diphtherie, toxische Herzmuskelschwäche". Sowohl Todesdatum als auch Todesursache waren gefälscht, selbst das Wort „glaubenslos" stimmte nicht. Seine Mutter starb im hohen Alter am 25. November 1975. Sie litt sehr unter dem Schicksal ihres kleinen Sohns, den sie liebevoll „Karlemännle" nannte.[79]

Am 13. September 2015 wurde für Karl Egon Fuchs in der Hindenburgstraße 10 ein Stolperstein verlegt.

Josef Geiger

geboren am 10. November 1877
ermordet am 12. Juni 1940

Josef Geiger wurde am 10. November 1877 in Frickingen, einem kleinen Dorf bei Überlingen am Bodensee, geboren. Dort wuchs er bei seinen Eltern Isidor und Kreszentia zusammen mit drei Brüdern und einer Schwester auf. Er war katholisch und von Beruf Schneidermeister. Über zwölf Jahre – von 1912 bis zum 20. März 1933 – saß Josef Geiger aufgrund des Homosexuellenparagrafen 175 hinter Gittern. Danach wohnte er in einem Bretterhäuschen im Konstanzer Schilfweg 19, inmitten des Rheinguts, damals ein Barackengelände und sogenanntes Dirnenviertel.

Am 2. Dezember 1936 wurde er erneut zu einer Zuchthausstrafe verurteilt, diesmal zu einem Jahr und sechs Monaten. Das Urteil endet mit dem Satz: „... nach Verbüßung der Strafe Unterbringung in einer Heil- und Pflegeanstalt." Das war de facto sein Todesurteil. Er wurde am 23. Dezember 1936 von Konstanz aus ins Zuchthaus Bruchsal eingeliefert. Nach Verbüßung seiner Haftstrafe am 2. März 1938 wurde er sofort in die Heil- und Pflegeanstalt Illenau bei Offenburg überführt und wenige Monate später, am 12. August 1938, in die Heil- und Pflegeanstalt bei Konstanz verlegt.

Am 7. Mai 1940 wurde Josef Geiger mit dem ersten T4-Transport in die Zwischenanstalt Zwiefalten gebracht und von dort aus am 12. Juni 1940 in die Tötungsanstalt Grafeneck. Am selben Tag wurde er dort im Alter von 62 Jahren vergast und sein Leichnam eingeäschert.[80]

Am 27. Juni 2014 wurde für Josef Geiger in der Rheingutstraße 34 ein Stolperstein verlegt.

Anna Geiser

geboren am 7. Oktober 1890
ermordet am 14. August 1940

Anna Kessler wurde am 7. Oktober 1890 in Konstanz/Allmannsdorf geboren und katholisch getauft. 1915 heiratete sie den verwitweten Ziegeleifacharbeiter Anton Geiser. Sie zog zu ihrem Mann und dessen vier Kindern aus erster Ehe in die Schneckenburgstraße 27. Drei gemeinsame Kinder kamen in den Jahren 1918, 1920 und 1926 zur Welt.

Bereits im Jahr 1920 war die damals Dreißigjährige für vier Wochen Patientin der Heil- und Pflegeanstalt bei Konstanz. Im Jahr 1929 folgte ein halbjähriger Aufenthalt, und auch im Jahr 1930 wurde sie drei Monate stationär behandelt. Ab dem 23. Mai 1933 blieb sie dauerhaft in der Einrichtung; die Diagnose lautete wenig aussagekräftig „manisch-depressives Irresein, resp. Schizophrenie". Sie arbeitete unter anderem in der Anstaltsküche und erhielt regelmäßig Besuch von ihrem Mann und den Kindern.

Im Rahmen der „Aktion T4" wurde Anna Geiser am 14. August 1940 zusammen mit 65 weiteren Männern und Frauen von einem der grauen Busse aus der Heilanstalt abgeholt und noch am selben Tag in der Tötungsanstalt Grafeneck vergast.[81]

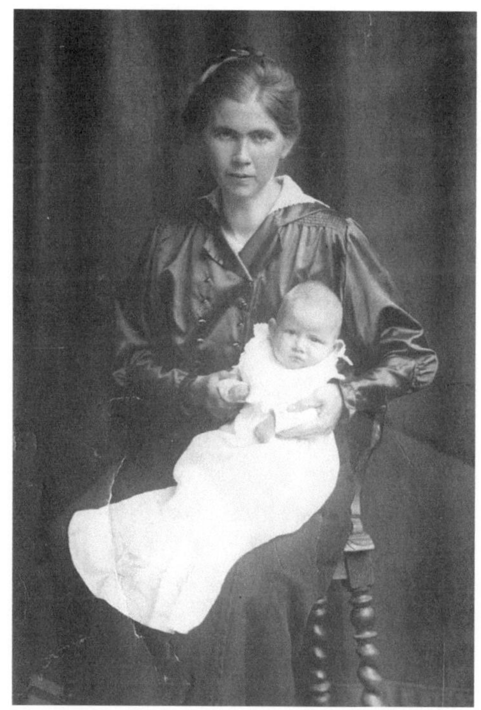

Am 3. Mai 2017 wurde für Anna Geiser in der Schneckenburgstraße 34 ein Stolperstein verlegt.

Hugo Hämmer

geboren am 10. Juni 1906
ermordet am 24. Juli 1940

Hugo Hämmer kam am 10. Juni 1906 als Kind von Anna Hämmer (geb. Bukowinsky) und Hugo Hämmer in Konstanz zur Welt und wurde katholisch getauft. Er hatte noch zwei Geschwister, seine neun Jahre ältere Schwester Bertha und die sechs Jahre jüngere Florentina. Hugo Hämmers Lebensgeschichte ist nur bruchstückhaft überliefert. Bereits als Kind litt er, möglicherweise in Folge einer Operation im Jahre 1913, unter Verfolgungswahn. Einen Beruf konnte er nicht erlernen, und im Sommer 1924 – er war nun 18 Jahre alt – wies ihn der Konstanzer Hausarzt Dr. Wild in die Heil- und Pflegeanstalt bei Konstanz ein.

Etwa zwei Jahre später verbesserte sich sein Zustand, sodass er in das Pflegeheim Blumberg im Hegau verlegt werden konnte. Nach einem Rückfall erfolgte am 23. November 1929 aber die Zurückverlegung in die Konstanzer Anstalt. Am 11. März 1930 konnte er entlassen werden und lebte für ein halbes Jahr bei seiner Familie in der Rheingutstraße. Danach verbrachte er ab dem 22. Juli 1930 genau zehn Jahre und zwei Tage wieder in der Heil- und Pflegeanstalt bei Konstanz, wo er dann für die anlaufende „Aktion T4" erfasst wurde. Am 24. Juli 1940 holten die grauen Busse den mittlerweile 34-jährigen Mann ab und brachten ihn zusammen mit 74 weiteren Patienten auf die Schwäbische Alb in die Tötungsanstalt Grafeneck. Noch am selben Tag wurde er dort vergast und eingeäschert.[82]

Am 9. Juli 2018 wurde für Hugo Hämmer in der Rheingutstraße 13 ein Stolperstein verlegt.

Luzia Hahn

geboren am 26. August 1907
ermordet am 28. November 1940

Nur sehr weniges ist über das Leben von Luzia Hahn überliefert. Sie wurde am 26. August 1907 in Konstanz geboren. Luzia arbeitete als Dienstmädchen, wechselte deshalb oft den Wohnsitz, wohnte aber auch zwischenzeitlich immer wieder bei ihren Eltern Leo und Franziska Hahn. Zuletzt lebte und arbeitete sie in der Schottenstraße 20 im Haus der Familie Dietrich.

Seit Beginn des Jahres 1933, im Alter von 26 Jahren, war sie Patientin der Heil- und Pflegeanstalt bei Konstanz; warum sie in der Anstalt untergebracht war, ist nicht bekannt. Sie blieb dort in dauerhafter stationärer Behandlung und geriet somit 1940 in die Mühlen der „Aktion T4". Am 28. November 1940 wurde Luzia Hahn mit dem siebten Transport nach Grafeneck deportiert und am selben Tag im Alter von 33 Jahren vergast.[83]

Luzia Hahns Urne wurde Jahrzehnte später – mit gefälschtem Sterbedatum (11. Dezember 1940) und Sterbeort (Pirna-Sonnenstein in Sachsen) – im Keller des Krematoriums des Konstanzer Hauptfriedhofs „aufgefunden" (→ „Die ‚vergessenen' Konstanzer Urnen", S. 134).

Am 14. September 2006 wurde für sie in der Schottenstraße 20 ein Stolperstein verlegt.

Wilma Haisch

geboren am 30. Juli 1879
ermordet am 17. Juni 1940

Wilma Haisch wurde am 30. Juli 1879 in Heidenheim an der Brenz geboren. Sie war ein Zwillingskind und kam zehn Wochen zu früh auf die Welt; der Bruder starb wenige Stunden nach der Geburt. Schon bald zogen die Eltern, Christian und Emilie Haisch, die in Heidenheim eine Zigarrenfabrik besaßen, mit ihr und den 22 Geschwistern nach Konstanz. Dort ließen sie das Haus Ecke Kanzleistraße 1 / Marktstätte erbauen, in dem sie im Erdgeschoss eine Tabakwarenhandlung eröffneten.

Als Frühchen blieb Wilma immer ein schwächliches und sehr sensibles Kind; sie war aber als intelligentes und lerneifriges Mädchen eine gute Schülerin. Wie zu dieser Zeit üblich, kam sie als „Tochter aus gutem Hause" später in ein Pensionat und anschließend zur weiteren „standesgemäßen" Ausbildung in ein evangelisches Pfarrhaus. In dieser Zeit erkrankte sie psychisch; sie verfiel in Schwermut aufgrund einer unglücklichen Beziehung zu einem verheirateten Mann und einer Fehlgeburt. Fortan lebte sie wieder – unterbrochen von mehreren Aufenthalten in verschiedenen psychiatrischen Kliniken – bei ihren Eltern. Doch als diese selbst alt und pflegebedürftig wurden, gaben sie ihre Tochter Wilma ganz in die Obhut der Heil- und Pflegeanstalt bei Konstanz.

Mit dem zweiten Transport im Rahmen der „Aktion T4" wurde Wilma Haisch – zusammen mit 90 weiteren Frauen – am 17. Juni 1940 aus der Anstalt in die Tötungsanstalt Grafeneck gebracht und noch am selben Tag vergast.[84]

Am 27. Juni 2014 wurde für Wilma Haisch in der Kanzleistraße 1 ein Stolperstein verlegt.

Erika Hitschler

geboren am 28. Oktober 1931
ermordet am 17. September 1940

Erika Hitschler wurde am 28. Oktober 1931 in Konstanz geboren. Ihr Leben endete sechs Wochen vor ihrem neunten Geburtstag mit ihrer Ermordung in der Tötungsanstalt Grafeneck. Erikas Eltern waren Berta (geb. Nill) und Erwin Hitschler. Der Vater stammte aus Frankenthal in der Pfalz und war von Beruf Laborant und später Drogist. Die Mutter kam aus Pforzheim. Sie heirateten am 8. Juni 1929 und wohnten seither in Konstanz, zuerst in der Markgrafenstraße 57, dann in der Sigismundstraße 4 und später im Taborweg 24.

Erika hatte vier Geschwister, zwei ältere Schwestern, Elfriede und Ruth, die in den Jahren 1927 und 1930 zur Welt kamen, und zwei Brüder, Manfred und Hansjörg, die 1935 beziehungsweise 1936 geboren wurden. In der Einwohnermeldekarte findet sich der Eintrag „gottgläubig ganze Familie 17.1.38". Was bedeutete, dass die Hitschlers nicht kirchlich konfessionell gebunden waren, aber Religions- und Gottlosigkeit verwarfen.

Erika wurde am 11. April 1934 im Alter von zweieinhalb Jahren in der „Erziehungs- und Pflegeanstalt für Geistesschwache" in Mosbach aufgenommen, einer Einrichtung der evangelischen Inneren Mission. Mit drei Transporten innerhalb einer Woche – am 13. September, 17. September und 20. September 1940 – wurden 218 Pfleglinge der Anstalt von Mosbach und aus dem angegliederten Schwarzacher Hof in die Tötungsanstalt Grafeneck deportiert. Mit 89 weiteren Menschen – darunter auch Mathilde Althoff aus Konstanz – musste Erika am 17. September 1940 einen der grauen Busse des zweiten Transports besteigen und wurde noch am selben Tag in Grafeneck vergast und eingeäschert.[85]

Am 13. September 2015 wurde für Erika Hitschler im Taborweg 24 ein Stolperstein verlegt.

Frieda Hofgärtner

geboren am 19. Juni 1908
ermordet am 20. September 1940

Frieda Hofgärtner kam am 19. Juni 1908 in Haslach im Kinzigtal zusammen mit ihrem Zwillingsbruder Paul zur Welt. Die Eltern waren Anna und Adolf Hofgärtner. Der Vater war von Beruf Gipser. Die Kinder wurden evangelisch getauft. Die kleine Familie zog im Sommer des Jahres 1910 nach Konstanz in die Rauhgasse 4. Dort wurden drei weitere Kinder geboren.

Ein heftiger Einschnitt im Familienleben erfolgte im Jahr 1916, als der zweijährige Sohn Erich an Diphtherie starb. Kurz darauf befasste sich das Wohlfahrtsamt mit der Situation der Familie. Dabei entdeckten die Mitarbeiter des Amtes, dass Frieda an Ostern 1916 versuchsweise in die Volksschule aufgenommen worden war, dem Unterricht aber nicht folgen konnte. Laut Bezirksarzt war sie „an der Grenze der Bildungsfähigkeit, stark schwachsinnig".[86]

Noch im Alter von acht Jahren war ihre Sprache undeutlich, sie hatte jedoch Sprachverständnis. Sie spielte gern mit anderen Kindern, wurde dabei aber schnell ungeduldig, wenn sie nicht verstanden wurde. Eine geeignete Schule gab es für sie in Konstanz nicht. Die Eltern waren deshalb bereit, das Kind einer Anstalt zu übergeben. Geeignet schien die dem Landesverband der Inneren Mission in Baden angehörige evangelische Erziehungs- und Pflegeanstalt Mosbach/Schwarzacher Hof. Dort wurde sie nach einem acht Monate dauernden Antragsverfahren am 26. Juni 1917 aufgenommen, eine Woche nach ihrem neunten Geburtstag. Ein halbes Jahr zuvor, am 20. Januar 1917, war ihr Vater im Ersten Weltkrieg gefallen. Seine damals erneut schwangere Witwe zog mit den Kindern im April 1917 in die Friedrichstraße 30.

Wie es der kleinen Frieda erging, ob sie jemals Besuch von ihrer Mutter oder den Geschwistern hatte und wie sich ihre Behinderung entwickelte, lässt sich nicht mehr feststellen. Wahrscheinlich hat sie einige Jahre die Mosbacher Anstaltsschule besucht und anschließend eine einfache Tätigkeit im Anstaltsleben ausgeübt. Im September 1940 fuhren jedoch auch in Mosbach und beim Schwarzacher Hof die grauen Busse vor, in welche die 218 Bewohnerinnen und Bewohner einsteigen mussten. Die mittlerweile 32-jährige Frieda, die bis dahin 23 Jahre in der Anstalt gelebt und gearbeitet hatte, stand ursprünglich auf der Liste für den zweiten Transport am 17. September 1940. Tatsächlich wurde sie an diesem Tag aber nicht abgeholt. Wahrscheinlich hatte sich der Anstaltsleiter für sie eingesetzt, weil sie zu den arbeitsfähigen Bewohnerinnen gehörte. Inzwischen hatte es sich herumgesprochen, dass der angekündigte Busausflug ins Neckartal eine Lüge war: Die in den beiden ersten Transporten abgeholten Pfleglinge waren nicht mehr zurückgekehrt und hatten leere Räume und Betten hinterlassen. Den Patientinnen und Patienten und auch dem Pflegepersonal wurde immer klarer, weshalb die Menschen abgeholt wurden. In der Stadt Mosbach hieß es selbst beim Jungvolk, der Jugendorganisation der Hitlerjugend: „Da spielt sich was ab ... Die kommen durch den Schornstein!“[87]

Am 20. September 1940 fuhren die Busse noch einmal in Mosbach vor. An diesem Tag wurden 23 Bewohnerinnen und Bewohner des Schwarzacher Hofes in die Busse geschafft; in Mosbach mussten 30 weitere einsteigen, unter ihnen Frieda Hofgärtner. Ziel der Fahrt war die 120 Kilometer entfernte Vernichtungsanstalt Grafeneck auf der Schwäbischen Alb, wo Frieda Hofgärtner zusammen mit den anderen noch am selben Tag vergast und eingeäschert wurde.[88]

Frieda Hofgärtners Urne wurde Jahrzehnte später im Keller des Krematoriums des Konstanzer Hauptfriedhofs „aufgefunden“ (→ „Die ‚vergessenen‘ Konstanzer Urnen“, S. 134).

Am 25. September 2020 wurde für sie in der Friedrichstraße 30 ein Stolperstein verlegt.

Anton Hölzle

geboren am 22. Dezember 1900
ermordet am 24. Juli 1940

Anton Hölzle wurde am 22. Dezember 1900 in Konstanz geboren. Er wurde katholisch getauft. Sein Vater war Lukas Hölzle. Seine Mutter Rosina starb bereits 1910, wodurch der zehnjährige Anton und seine fünf Geschwister zu Halbwaisen wurden.

Seine Kindheit und Jugend verbrachte er bis 1917 in der Klostergasse 3. Am 13. Oktober 1917 bezog die Familie ein kleines Häuschen in Petershausen, Ergatshausen 5, heute Wollmatingerstraße 64.

Anton arbeitete als Tagelöhner und Ofenarbeiter, wurde gemustert und als wehrfähig befunden. Möglicherweise diente er gegen Ende des Ersten Weltkriegs noch als Soldat. Fast zwei Jahrzehnte lang galt er danach in den Akten noch als wehrverfügbar, obwohl er längst seelisch erkrankt war. Erhalten geblieben ist noch sein Ausmusterungsschein, ausgestellt vom Wehrbezirkskommando Konstanz am 19. Juli 1940, genau fünf Tage vor seiner Ermordung. Im Alter von 19 Jahren war er vom 31. März bis zum 6. Dezember 1920 im sogenannten Arbeitshaus Kislau untergebracht. Kislau, in der Nähe von Bruchsal, war seit 1819 erst eine Strafanstalt, dann ein Arbeitshaus für Männer, später ein Konzentrationslager; heute dient es wieder als Gefängnis. Weshalb Anton Hölzle in Kislau war, lässt sich nicht mehr rekonstruieren. Fakt ist: Eine Woche nach seiner Entlassung aus Kislau wurde er am 13. Dezember 1920 in die Heil- und Pflegeanstalt bei Konstanz eingewiesen. Grund und Diagnose sind unbekannt, da es keine Krankenakte mehr gibt. Genau drei Jahre blieb er in der Anstalt.

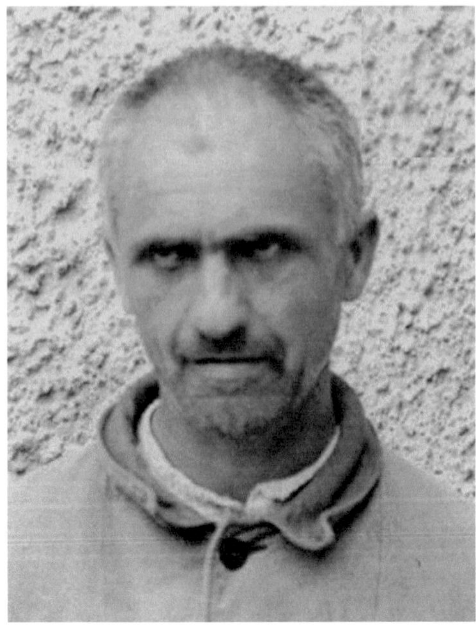

Im März 1925 wurde er erneut eingewiesen und blieb dort nochmals drei Jahre und sechs Wochen. Ein letztes Mal in Freiheit war Anton Hölzle vom 7. Mai 1928 bis zum 11. Oktober 1928, also fünf Monate lang. Danach war er durchgängig fast zwölf Jahre in der Anstalt untergebracht. Als Datum seiner letzten „Entlassung" findet sich der 24. Juli 1940 - genau jener Tag, an dem er zusammen mit 74 weiteren Männern nach Grafeneck deportiert, vergast und seine Leiche sofort verbrannt wurde.[89]

Seine Urne stand jahrzehntelang unbeachtet im Keller des Krematoriums des Konstanzer Hauptfriedhofs (→ „Die ‚vergessenen' Konstanzer Urnen", S. 134).

Am 14. Juli 2010 wurde für Anton Hölzle in der Wollmatingerstraße 64 ein Stolperstein verlegt.

Karl Huber

geboren am 7. Mai 1908
ermordet am 9. Dezember 1940

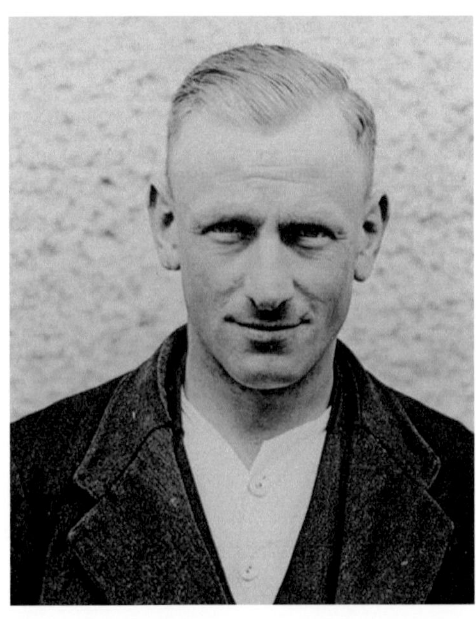

Karl Huber kam am 7. Mai 1908 als Sohn von Rosa und Johann Huber in Konstanz zur Welt. Er hatte noch zwei Geschwister, eine Schwester und den Bruder August. Karl entwickelte sich körperlich völlig normal, hatte aber wegen gelegentlicher epileptischer Anfälle Probleme in der Schule. Seinen Lebensunterhalt verdiente er später als Gelegenheitsarbeiter. Damals hatte er in etwa halbjährlichen Abständen epileptische Anfälle, konnte aber weiterhin seiner Arbeit nachgehen. Am 15. Oktober 1932 heiratete Karl Huber seine Frau Hermine; am 14. Februar 1934 wurde Sohn Wolfgang geboren. Kurz darauf erging der Beschluss des Erbgesundheitsgerichts Konstanz, dass sich Karl Huber wegen „erblicher Fallsucht" sterilisieren lassen müsse. Der Eingriff wurde am 17. April 1934 vorgenommen.

1938 wurde er arbeitslos und bezog danach lediglich eine sehr kleine monatliche Invalidenrente von 35,70 Reichsmark. Seine Frau hielt die Familie mit Wasch- und Putzarbeiten über Wasser. Nachdem sich Karls gesundheitlicher Zustand im April 1939 stark verschlechtert hatte, war er vom 12. bis zum 15. April erstmals für einige wenige Tage Patient in der Heil- und Pflegeanstalt bei Konstanz. Die zweite Einweisung erfolgte am 16. August 1940. Auf Vorschlag des städtischen Fürsorgeamtes, das die Kosten für die Anstaltsunterbringung übernehmen musste, wurde Karl Huber am 23. Oktober 1940 in „ein Altersheim" (so der Eintrag in seiner Patientenakte) in Sinsheim verlegt.

Am 13. November 1940 wurde Karl Huber mit 33 weiteren Menschen von Sinsheim in die Zwischenanstalt Zwiefalten deportiert. Von dort wurde er am 9. Dezember 1940 gemeinsam mit über 50 weiteren Menschen in die Mordanstalt Grafeneck gebracht und am selben Tag vergast und eingeäschert.[90]

Seine Urne tauchte im Herbst 1982 im Keller des Konstanzer Krematoriums wieder auf (→ „Die ‚vergessenen' Konstanzer Urnen", S. 134).

Am 18. Mai 2012 wurde für Karl Huber in der Kanzleistraße 4 ein Stolperstein verlegt.

Karl Katz

geboren am 28. August 1892
ermordet am 24. Juli 1940

Karl Katz wurde am 28. August 1892 in Hochdorf, einem Ortsteil von Horb am Neckar, geboren und später evangelisch getauft. Er erlernte den Beruf des Bäckers und war Soldat im Ersten Weltkrieg. Am 17. Dezember 1915 heiratete er mit 23 Jahren in Bingen am Rhein die zwei Jahre jüngere Anna, geb. Fuhrmann. 1916 zog das Paar nach Konstanz an den Obermarkt 6. Am 9. November desselben Jahres kam die Tochter Hilda zur Welt, ein Jahr später, am 3. Dezember 1917, der Sohn, der den Vornamen seines Vaters erhielt. Die Familie Katz wechselte in den folgenden Jahren öfter den Wohnsitz in Konstanz, wohnte lange Jahre in der Hussenstraße 60 und ab dem 19. April 1933 in der Katzgasse 5. Seine Frau Anna hatte sich zu diesem Zeitpunkt aber bereits von ihm getrennt und war nach Zürich gezogen. (Sie kehrte später nach Konstanz zurück und heiratete dort am 16. Dezember 1942 erneut.)

Am 4. November 1933 wurde Karl Katz in der Heil- und Pflegeanstalt bei Konstanz aufgenommen. Wieso es zu seiner Einweisung kam, ist seiner nur noch wenige Seiten umfassenden Patientenakte nicht zu entnehmen. Erhalten geblieben ist lediglich ein Schriftstück vom 10. Oktober 1940, also zehn Wochen nach der Ermordung von Karl Katz. Darin ging es um die bevorstehende Hochzeit seines Sohnes Karl. Im Betreff steht: „Eheaufgebot Katz, Karl geb. 3.12.1917“. Der Leiter des Gesundheitsamtes Konstanz erkundigt sich darin beim Leiter der Heil- und Pflegeanstalt bei Konstanz nach der Diagnose des Vaters. Es dürfte sich dabei um eine Überprüfung gemäß des „Gesetzes zum Schutze der Erbgesundheit des deutschen Volkes“ (Ehegesundheitsgesetz) vom 18. Oktober 1935 gehandelt haben. Leider fehlt das Antwortschreiben, das die Frage nach der Erkrankung hätte beantworten können.

Nach sechseinhalbjährigem Aufenthalt in der Anstalt wurde Karl Katz zusammen mit 74 weiteren männlichen Patienten am 24. Juli 1940 in einem Konvoi von drei grauen Bussen in die circa 120 Kilometer entfernte Tötungsanstalt Grafeneck auf der Schwäbischen Alb gebracht, dort am selben Tag vergast und eingeäschert.[91]

Seine Urne fand sich Jahrzehnte später im Keller des Krematoriums des Konstanzer Hauptfriedhofs (→ „Die ‚vergessenen‘ Konstanzer Urnen“, S. 134).

Am 1. November 2019 wurde für Karl Katz in der Katzgasse 5 ein Stolperstein verlegt.

Herrmann Keller

geboren am 8. April 1899
ermordet am 24. Juli 1940

Herrmann Keller kam am 8. April 1899 in Konstanz als Sohn von Wolf Keller und Helene, geb. Both, zur Welt. Über seine Lebensgeschichte geben die Quellen nur sehr wenig Aufschluss. Er arbeitete als Hausbursche und Fabrikarbeiter und war erstmals von 1921 bis 1922 mit der Diagnose „Schizophrenie" Patient der Heil- und Pflegeanstalt bei Konstanz. Danach wechselte er in Konstanz mehrfach seinen Wohnsitz, hielt sich aber auch kurzzeitig in Randegg und Singen auf. Ab 1932 blieb er in dauerhafter stationärer Behandlung in der Konstanzer Anstalt. Eine letzte Spur seines Lebens findet sich auf der vierten Transportliste zur Tötungsanstalt Grafeneck. Sein Name steht dort als „Nr. 41" von insgesamt 75 Männern, die an jenem Tag, dem 24. Juli 1940, ermordet wurden.[92]

Am 17. März 2008 wurde für Herrmann Keller in der Sigismundstraße 9 ein Stolperstein verlegt.

Ernst König

[geboren am 27. Juni 1899
ermordet am 24. Juli 1940

Ernst König wurde am 27. Juni 1899 in Konstanz geboren. Er wuchs am Bodanplatz 12 auf und lebte dort bis zum Jahr 1922 mit seinen Eltern, Jakob König und Fanny, geb. Roder. Da keine Verwandten oder Nachfahren ermittelt werden konnten, lässt sich leider nur sehr wenig zu Ernst Königs Biografie sagen. Als Berufsbezeichnung findet man in den Quellen Friseurlehrling und später Kaufmann.

Bereits im Jahr 1919 war er erstmals Patient in der Heil- und Pflegeanstalt bei Konstanz. Nach dem Tod seiner Eltern lebte er bis zum 23. September 1931 im Alters- und Pflegeheim der Stadt Konstanz, dem sogenannten Gütle, am Luisenplatz 1, dem heutigen Standort der Herzklinik (Luisenstraße 9a). Danach befand sich Ernst König für fast neun Jahre in dauerhafter stationärer Behandlung in der Konstanzer Anstalt.

Aus den Transportlisten geht hervor, dass er am 24. Juli 1940 mit dem vierten der insgesamt elf Transporte aus der Anstalt deportiert wurde. Zusammen mit 74 weiteren Männern wurde er in einem der grauen Busse zur Tötungsanstalt Grafeneck auf der Schwäbischen Alb gebracht. Dort wurde er noch am selben Tag vergast und eingeäschert.[93]

Am 17. März 2007 wurde für Ernst König in der Luisenstraße 9a ein Stolperstein verlegt.

Rosa Lang

geboren am 18. März 1902
ermordet am 17. Juni 1940

Rosa Lang wurde am 18. März 1902 in Konstanz geboren und evangelisch getauft. Zu diesem Zeitpunkt lebten die Eltern in der Rheingasse 15. Rosa hatte noch vier Geschwister: zwei ältere Schwestern, Maria und Hilda, den Bruder Christian und die jüngere Schwester Frieda. Als 15-jähriges Mädchen verlor sie 1917 während des Ersten Weltkriegs ihren Vater, Erhard Christian Lang. Ihre Mutter Maria heiratete später noch einmal und zog mit ihrem Mann, Konrad Bosch, am 19. Juli 1923 in die Sankt-Johann-Gasse 1. Rosa blieb ledig, verdiente ihren Lebensunterhalt als Arbeiterin und wohnte weiterhin in der elterlichen Wohnung.

Mit 29 Jahren war die junge Frau im Juli 1931 für einen Monat Patientin in der Heil- und Pflegeanstalt bei Konstanz. Ab dem 12. November 1931 war sie dauerhaft in der Anstalt untergebracht. Aus den Erinnerungen ihres Schwagers Gustav Raidt – er war der Mann ihrer im Jahr 1964 in Konstanz gestorbenen Schwester Frieda –, wissen wir, dass Rosa wegen einer angeblichen Nervenerkrankung von ihrem Hausarzt Dr. Sauter eingewiesen worden war.[94] Am 17. Juni 1940 wurde sie dann vorgeblich in die Heil- und Pflegeanstalt Zwiefalten verlegt. Auch der Kostenträger ihrer Unterbringung, das Fürsorgeamt Konstanz, erhielt diese Nachricht und war auch ein halbes Jahr nach ihrem Tod noch immer nicht über ihren Tod verständigt worden. Die Nachricht über ihre Verlegung nach Zwiefalten war fingiert: Rosa Lang war der Massenermordung im Rahmen der „Aktion T4“ zum Opfer gefallen. Mit dem zweiten Transport aus der Konstanzer Anstalt war sie am 17. Juni 1940 auf direktem Weg in die Tötungsanstalt Grafeneck deportiert und nur wenige Stunden später vergast und eingeäschert worden. Dieser zweite Transport war der zahlenmäßig größte Transport aus der Konstanzer Anstalt: 59 Patientinnen, deren Namen mit den Buchstaben A bis L begannen, und 32 Frauen, die zusätzlich zur psychischen Erkrankung auch körperlich schwer erkrankt waren, mussten an diesem Tag einen grauen Bus besteigen. Später erhielt die Familie eine Nachricht aus der Heil- und Pflegeanstalt Hartheim bei Linz in Österreich, dass Rosa am 9. Juli 1940 ebendort gestorben sei – eine der standardmäßig fingierten Todesnachrichten.

Rosa Langs Urne, mit gefälschtem Sterbedatum und Sterbeort, stand bis Herbst 1982 unbeachtet in einem Nebenraum des Konstanzer Krematoriums. Immer wieder hatten sich ihre Angehörigen nach ihrem Verbleib erkundigt, erstmals, als nach der vermeintlichen

Verlegung nach Zwiefalten der Kontakt zu Rosa abgebrochen war. Aber auch nach dem Krieg erbrachten alle Nachforschungen keine Antwort auf die Frage, wie und woran Rosa Lang gestorben war. Erst im Frühjahr des Jahres 1983 erfuhren sie, dass sich ihre Urne bereits seit 1940 in einem kleinen Kellerraum des Krematoriums auf dem Hauptfriedhof Konstanz befand. Ein vom Konstanzer Rechtsamt 1961 vertraulich angefertigtes Gutachten war unter anderem zu dem Schluss gekommen, dass jenen Angehörigen, die nie Kenntnis vom Eintreffen der Asche in Konstanz erhalten hatten, nun die Erinnerung an längst Vergessenes erspart werden solle. Ein Ansatz, dem sich der damals amtierende Konstanzer Oberbürgermeister Bruno Helmle (selbst Profiteur des NS-Regimes[95]) sofort anschloss und weiter auf das Prinzip des Verschleierns und Vertuschens setzte.[96] (→ „Die ‚vergessenen' Konstanzer Urnen", S. 134)

Am 1. November 2019 wurde für Rosa Lang in der Sankt-Johann-Gasse 1 ein Stolperstein verlegt.

Friedrich Leib

geboren am 25. Januar 1889
ermordet am 24. Juli 1940

Friedrich Leib wurde am 25. Januar 1889 in Konstanz geboren und jüdisch getauft. Er war das vierte von sechs Kindern der Ida Leib (geb. Bloch aus Zürich, 1850–1908) und des Kaufmanns Jakob Leib (1853–1937), der im Zentrum von Konstanz ein Geschäft für Herrenmode, speziell für maßgeschneiderte Herrenhemden, gründete. 1912/1913 ließ sein Vater Jakob vom Architekturbüro Ganter und Picard das Haus an der Marktstätte 19 errichten. Auch dort führte er ein Geschäft für Herrenartikel, das sich später zur „Hemdenfabrik Leib" entwickelte.

Friedrich Leib war Anhänger der Anthroposophie. 1913 wurde er, zusammen mit seiner Schwägerin Hedwig Leib, Mitglied der Anthroposophischen Gesellschaft, die damals ihren Sitz in Berlin hatte. Ein Jahr später, im Mai 1914, gehörte er zusammen mit Hedwig auch zu den Gründungsmitgliedern der anthroposophischen Gruppe „Parcival" in Kreuzlingen, in der er die Funktion des Schriftführers übernahm.

Nach seinem Einsatz als Soldat im Ersten Weltkrieg kehrte Friedrich Leib mit schwerwiegenden psychischen Beschwerden nach Konstanz zurück. Er wohnte zunächst wieder bei seinem Vater, interessierte sich aber nicht für den Kaufmannsberuf. Stattdessen wurde er zusammen mit Konstanzer Künstlern (unter anderem dem Maler Hans Breinlinger, dessen Werke das NS-Regime später der „entarteten Kunst" zurechnete) Teilhaber am sogenannten Künstlerhäusle, einem Rokoko-Gartenhäuschen an der Unteren Laube 5a. Dieses „Künstlerhäusle" wurde am 12. Juli 1919 eröffnet. In diesen Jahren entschied sich Friedrich auch, Opernsänger zu werden. Obwohl er weder vom Vater noch von seinem Bruder Ivan finanziell unterstützt wurde, gelang es ihm, sein Studium zu beenden, und er erhielt eine Anstellung am Theater in Aschaffenburg. Aufgrund seiner psychischen Erkrankung musste er aber nach Konstanz zurückkehren, wo er sich immer wieder in psychiatrische Behandlung begab.

Am 26. November 1926 wurde er in die Heil- und Pflegeanstalt bei Konstanz eingewiesen, wo er schließlich am 24. Juli 1940 im Alter von 51 Jahren zusammen mit 74 weiteren Patienten in die Tötungsanstalt Grafeneck deportiert und dort am selben Tag vergast und eingeäschert wurde.[97]

Am 22. Mai 2009 wurde für Friedrich Leib in der Zumsteinstraße 2 ein Stolperstein verlegt.

Charlotte Letzelter

geboren am 7. Dezember 1906
ermordet am 17. Juni 1940

Charlotte Letzelter wurde am 7. Dezember 1906 in Bolchen im damals zum Deutschen Reich gehörenden Lothringen geboren. Die Familie zog kurz nach Ende des Ersten Weltkriegs nach Radolfzell, wo Charlotte die Realschule besuchte und später als Stenotypistin und Kontoristin arbeitete. 1933 fühlte sich die damals 27-jährige Frau oft überfordert und verbrachte deswegen drei Wochen in einem Sanatorium im Schwarzwald. Im Juli 1934 zog sie mit ihren Eltern nach Konstanz in die Blarerstraße 33. Sie klagte immer häufiger über Schlaflosigkeit und Angstzustände und war bei mehreren Ärzten zur Abklärung der Symptome.

Am 14. August 1934 wurde Charlotte Letzelter in die Heil- und Pflegeanstalt bei Konstanz aufgenommen – zu einer Zeit, als das am 14. Juli 1933 beschlossene „Gesetz zur Verhütung erbkranken Nachwuchses" bereits in Kraft getreten war. Darauf basierend stellte der Anstaltsleiter, Dr. Arthur Kuhn, am 27. September 1934 den Antrag auf ihre Unfruchtbarmachung. Als Begründung bescheinigte der Arzt die „Erbkrankheit" Schizophrenie. Die Zwangssterilisation führte der leitende Chefarzt der Konstanzer Frauenklinik, Dr. Kurt Welsch, gegen den explizit geäußerten Willen der jungen Frau aus. Drei Wochen später holte sie der Vater wieder nach Hause in die Blarerstraße. Da sich ihr seelischer und körperlicher Zustand weiter verschlechterte, folgten mehrere Einweisungen in die Konstanzer Anstalt, die sie nach ihrer vierten Einweisung am 10. Juni 1937 nicht mehr verließ – bis sie dort am 17. Juni 1940 zusammen mit 90 weiteren Frauen einen der grauen Busse besteigen musste, der sie nach Grafeneck brachte. Dort wurde sie noch am selben Tag vergast.[98]

Am 17. November 2022 wurde für Charlotte Letzelter in der Blarerstraße 33 ein Stolperstein verlegt.

Hans Liebermann

[geboren am 24. Februar 1903
ermordet am 4. Februar 1941

Während es über den gehörlosen Porträt- und Landschaftsmaler Richard Liebermann (1900–1966) viele Veröffentlichungen gibt, ist über das Leben seines jüngeren Bruders Hans nur sehr wenig bekannt. Er kam am 24. Februar 1903 als viertes Kind von Hedwig Liebermann (geb. Wieler) und Heinrich Liebermann in Neu-Ulm zur Welt. Die Familie gehörte der Jüdischen Gemeinde der Stadt an. Hans soll von klein auf ein kränkliches und etwas lethargisches Kind gewesen sein. Er absolvierte eine kaufmännische Ausbildung, konnte aber zu Beginn der 1930er Jahre keine Anstellung mehr finden. Nach dem Machtantritt der Nationalsozialisten war dann auch der Vater, ein vorher erfolgreicher Hopfenhändler, der nun nur noch mit anderen Juden Geschäfte machen durfte, seiner Einkommensmöglichkeiten beraubt. Deshalb entschloss sich die Familie, nach Konstanz zu ziehen. Hier lebte Hedwigs weitverzweigte Familie, auf deren Unterstützung die Familie Liebermann nun angewiesen war. Zusätzlich half die Jüdische Fürsorge. Jahrelang bemühte sich die Familie verzweifelt darum, irgendwohin ausreisen zu können, hatte damit aber keinen Erfolg.

Nachdem Mitglieder der Radolfzeller SS-Standarte „Germania" in der Nacht zum 10. November 1938 die Synagoge in Konstanz zerstört hatten, wurden Hans und Richard Liebermann, wie viele andere Konstanzer Juden auch, in „Schutzhaft" genommen und in das KZ Dachau verschleppt. Mitte Dezember 1938 kehrten beide völlig ausgezehrt nach Konstanz zurück.

Am 1. April 1940 wurde Hans Liebermann wegen einer Psychose in die Heil- und Pflegeanstalt bei Konstanz aufgenommen. Damit geriet er sofort in die Mühlen des Erbgesundheitsgerichts: Am 20. August 1940 erfolgte seine Unfruchtbarmachung im Städtischen Krankenhaus. Nunmehr offiziell „geheilt" (so der ärztliche Bericht), konnte er am 28. Dezember 1940 die Anstalt verlassen. Während seines Anstaltsaufenthalts waren am 22. Oktober 1940 insgesamt 112 jüdische Menschen – darunter sein Vater, seine Brüder Richard und Paul sowie seine Schwester Gertrud – in das in Südfrankreich gelegene Internierungslager Gurs deportiert worden. Hans Liebermann kam, wie auch seine Mutter Hedwig, nun im jüdischen Altersheim in der Sigismundstraße unter.

Beiden war zwar die Deportation nach Gurs erspart geblieben, doch ereilte sie nun ein anderes Schicksal: Auf Basis des von Ministerialrat Ludwig Sprauer (→ S. 74) unterzeichneten Geheimerlasses Nr. IVg 7628/-40/5106 des badischen Innenministeriums vom 10. Januar 1941 („betrifft: Verlegung geisteskranker Juden") sollten nun die letzten in den Heilanstalten noch verbliebenen Jüdinnen und Juden deportiert werden. Kurz bevor dieser Spezialtransport aus der Heil- und Pflegeanstalt bei Konstanz mit vier Anstaltsinsassen den Ort verließ, gab Sprauer dem Landrat noch die Anweisung, sofort sämtliche Krankenhäuser und Altersheime des Landkreises nach „geisteskranken" Jüdinnen und Juden abzusuchen. So wurden Hans und Hedwig Liebermann am Morgen des 1. Februar 1941 in der Sigismundstraße von der Kriminalpolizei abgeholt und in den Zug gesetzt, der sie zunächst in das Sammellager Heppenheim brachte. Der Landrat wusste auch gleich, wie die Bezahlung der Fahrkarten vor sich gehen sollte: „Den beiden L.'s sind vorher die Fahrkarten nach Heppenheim evtl. aus Mitteln der Beiden zu beschaffen."[99]

Am 4. Februar 1941 wurden Hans und seine Mutter von Heppenheim in die hessische Tötungsanstalt Hadamar verschleppt und dort am selben Tag vergast.[100]

Am 14. Juli 2010 wurde für Hans Liebermann in der Oberen Laube 64 ein Stolperstein verlegt.[101]

Hedwig Liebermann

geboren am 21. Mai 1875
ermordet am 4. Februar 1941

Hedwig Liebermann wurde am 21. Mai 1875 als erstes Kind des jüdischen Ehepaares Rebekka und Pius Wieler in Konstanz geboren. 1897 heiratete sie den aus Neu-Ulm stammenden Hopfenhändler Heinrich Liebermann. Hedwig brachte vier Kinder zur Welt, Paul (geb. 1899), den taubstumm geborenen Richard (1900), Gertrud (1902) und Hans (1903). Trotz der immer größer werdenden Familie zog sie sich, wohl aufgrund der von äußerster Lieblosigkeit gekennzeichneten Ehe, immer mehr in sich zurück. Die Kinder sollen sie nur als „schwermütig" erlebt haben.[102]

Nachdem die Familie durch den Machtantritt der Nationalsozialisten gezwungen war, in Hedwigs Heimatstadt Konstanz zurückzukehren, verschärften sich ihre psychischen Probleme zunehmend. Die permanente antisemitische Hetze, verbunden mit großen finanziellen Problemen, lasteten schwer auf ihr. Die immer weiter schwindende Hoffnung, ein Land zu finden, in das sie hätten ausreisen dürfen, tat ihr Übriges: Hedwig erlitt einen Nervenzusammenbruch und musste stationär behandelt werden.

Sie war nicht transportfähig, als am 22. Oktober 1940 insgesamt 112 jüdische Menschen – darunter ihr Mann, ihre Söhne Richard und Paul und ihre Tochter Gertrud – in das in Südfrankreich gelegene Internierungslager Gurs deportiert wurden. Wie ihr Sohn Hans, der zu dieser Zeit nach seiner vom Erbgesundheitsgericht verfügten Zwangssterilisierung noch Patient in der Heil- und Pflegeanstalt bei Konstanz war, entging sie dadurch der Deportation nach Gurs. Wie Hans wurde aber auch Hedwig Liebermann am Morgen des 1. Februar 1941 aus dem jüdischen Altersheim in der Konstanzer Sigismundstraße abgeholt und zunächst in das Sammellager Heppenheim verschleppt. Von dort aus erfolgte am 4. Februar 1941 der Weitertransport in die hessische T4-Tötungsanstalt Hadamar, wo sie noch am selben Tag vergast wurde.[103]

Am 14. Juli 2010 wurde für Hedwig Liebermann in der Oberen Laube 64 ein Stolperstein verlegt.

Rolf Mühlhahn

geboren am 14. Juni 1940
ermordet am 8. Dezember 1944

Rolf Mühlhahn kam am 14. Juni 1940 in Osterode im Harz als Sohn von Luise Mühlhahn, geb. Koch, und Otto Mühlhahn zur Welt. Rolf wurde viereinhalb Jahre später, nur wenige Monate vor dem Zusammenbruch des NS-Regimes, in der Heil- und Pflegeanstalt Kaufbeuren-Irsee im Rahmen der Fortführung der „Aktion T4" mit anderen Mitteln ermordet.

Rolfs Vater Otto Mühlhahn war im November 1940 aus beruflichen Gründen nach Konstanz in die Gottlieber Straße 10 gezogen. Seine Familie, Ehefrau Luise und die Kinder Sigrid, Rolf und Dieter, kam im Februar 1941 nach. Rolf hatte bereits in seinem ersten Lebensjahr epileptische Anfälle. Obwohl er 1942 in der chirurgischen Klinik Tübingen operiert wurde, verschlechterte sich sein körperlicher Zustand weiter und auch die Häufigkeit der Krampfanfälle nahm zu. Am 2. September 1944 kam er in die Psychiatrische Klinik in Freiburg und wurde von dort am 21. September 1944 in die Heil- und Pflegeanstalt Emmendingen verlegt. Anstaltsleiter dort war Dr. Arthur Kuhn, der nach der Schließung der Heil- und Pflegeanstalt bei Konstanz zunächst bis Mai 1943 als Referent im badischen Innenministerium gearbeitet hatte und nun seit 1. Juli 1943 die Leitung der Emmendinger Anstalt innehatte. Bereits zwei Wochen nach Eintreffen des kleinen Rolf fragte Dr. Kuhn bei Dr. Valentin Faltlhauser, dem Leiter der Heil- und Pflegeanstalt Kaufbeuren-Irsee an, ob die Möglichkeit zur Verlegung in dessen Anstalt bestände. Falthauser nahm Rolf Mühlhahn auf.

Valentin Faltlhauser (1876–1961) leitete die Heil- und Pflegeanstalt Kaufbeuren-Irsee bereits seit 1929. Hatte er Anfang der 1930er Jahre als Anhänger der Reformpsychiatrie noch eugenisch-bevölkerungspolitische Konzepte abgelehnt, änderte er seine Haltung mit dem Machtantritt der Nationalsozialisten vollkommen und wurde zu einem der vehementesten Vertreter der „Rassenhygiene" zum Schutz des „gesunden Volkskörpers": In Kaufbeuren legte Faltlhauser eine „Erb- und Sippenkartei" an, gründete eine Ortsgruppe der „Deutschen Gesellschaft für Rassenhygiene", sprach sich ab Mitte der 1930er Jahre offen für Zwangssterilisation aus, arbeitete für das Rassenpolitische Amt der NSDAP sowie als Richter am Erbgesundheitsgericht in Kempten. Im August 1940 begann Faltlhausers offizielle Tätigkeit als Gutachter der „Aktion T4". Er selektierte für Tötungen vorgesehene Patientinnen und Patienten und erstellte die Listen für deren Deportation in die Tötungsanstalten Grafeneck oder Hartheim bei Linz.

Nachdem die „Aktion T4" im August 1941 offiziell eingestellt worden war, entwickelte Faltlhauser mit einer gezielt eingesetzten „Entzugs-Kost" (auch „E-Kost" oder „Euthanasie-Kost") die Fortführung des abgebrochenen Mordprogramms, durch die „arbeitsunfähige" Pfleglinge innerhalb von drei Monaten verhungerten. Gemordet wurde in Kaufbeuren im Rahmen der „dezentralen Euthanasie"-Maßnahmen aber nicht nur durch systematisches Verhungernlassen, sondern auch durch Überdosierung von Medikamenten und Injektionen.

Kaufbeuren-Irsee hatte aber auch eine der reichsweit über 30 „Kinderfachabteilungen", die eigens zur Ermordung der vom „Reichsausschuss zur wissenschaftlichen Erfassung erb- und anlagebedingter schwerer Leiden" selektierten Kleinkinder eingerichtet worden waren. Nach Einführung der amtlichen Meldepflicht für Kinder mit geistigen und körperlichen Behinderungen im August 1939 – Zielgruppe dieses „Euthanasie"-Programms waren vor allem jene Kinder, die nicht bereits in Anstalten untergebracht waren, sondern noch bei ihren Eltern lebten – wurden diese „Reichsausschusskinder" in den Fachabteilungen innerhalb kürzester Zeit umgebracht.

Ob der kleine Rolf zu den Kindern gehörte, für die ein „Reichsausschussverfahren" eröffnet worden war, lässt sich anhand der noch vorhandenen Unterlagen nicht mehr feststellen. Faltlhauser ließ noch vor Eintreffen der US-amerikanischen Streitkräfte die entsprechenden Unterlagen vernichten. Sicher ist hingegen, dass Rolf Mühlhahn am 20. Oktober 1944 in Begleitung einer Pflegerin von Emmendingen aus in Kaufbeuren eintraf und dort am 8. Dezember 1944 mit einer Überdosis Medikamente ermordet wurde. Den Eltern Mühlhahn wurde mitgeteilt, dass ihr Sohn aufgrund eines epileptischen Anfalls plötzlich gestorben sei.[104]

Seine Urne stand jahrzehntelang unbeachtet im Keller des Krematoriums des Konstanzer Hauptfriedhofs (→ „Die ‚vergessenen' Konstanzer Urnen", S. 134).

Am 13. September 2015 wurde für Rolf Mühlhahn in der Gottlieber Straße 10 ein Stolperstein verlegt.

Engelbert Neumeister

geboren am 28. August 1936
ermordet am 6. September 1940

Engelbert Neumeister wurde am 28. August 1936 in Konstanz geboren und katholisch getauft. Seine Mutter Pauline Neumeister arbeitete als Bedienung. Das sind die wenigen heute noch auffindbaren biografischen Informationen zu dem Jungen. Der Name des Vaters ist unbekannt, der Verbleib der Mutter nach seiner Geburt ebenfalls. Einzig einem vier Seiten umfassenden ärztlichen Zeugnis vom 8. März 1939 lässt sich entnehmen, dass er „seit 4 Wochen“ (also etwa ab Februar 1939) im Kinderheim Nazareth in der Säntisstraße untergebracht war. Ein Amtsarzt des Konstanzer Gesundheitsamts beschreibt darin den Zustand von Engelbert unter anderem mit den Sätzen: „Schwachsinniger Gesichtsausdruck, spricht noch kein Wort, ist meist in motorischer Unruhe, kann kaum stehen, nicht bildungsfähig, Anstaltsfall, körperlich nichts Besonderes.“ Er beantragte die Verlegung des Jungen in die St. Josefsanstalt Herten, was anschließend auch geschah. Der kleine Engelbert lebte dort noch etwa für ein Jahr.

Die letzte Spur seines Lebens findet sich auf der Transportliste von Herten in die Tötungsanstalt Grafeneck. Von Herten aus gab es in der zweiten Jahreshälfte 1940 fünf Transporte mit insgesamt 345 Menschen, hauptsächlich Kindern, in die Tötungsanstalt Grafeneck. Engelbert Neumeister wurde mit dem dritten Transport am 20. August 1940 zusammen mit 74 weiteren Patientinnen und Patienten (unter anderem Benno Bosch → S. 82) abgeholt und zunächst in die Heil- und Pflegeanstalt Emmendingen gebracht. Zwei Wochen später, am 6. September 1940, wurde Engelbert mit allen anderen nach Grafeneck deportiert und dort am selben Tag vergast und eingeäschert.[105]

Engelbert starb neun Tage nach seinem vierten Geburtstag.

Josefine Renker

geboren am 13. Februar 1889
ermordet am 27. Juni 1940

Josefine Renker (geb. Schlegel) wurde am 13. Februar 1889 in Konstanz geboren. Sie war verheiratet mit dem ebenfalls in Konstanz, im Ortsteil Staad, gebürtigen Karl Leo Renker (geb. am 31. August 1891). Dieser war Soldat im Ersten Weltkrieg, kämpfte 1916 in der Schlacht von Verdun und kam schwerhörig nach Konstanz zurück. Er arbeitete als Nachtwächter bei der Firma L. Stromeyer & Co, die Planen und Zelte herstellte. Das Ehepaar hatte zwei Kinder: Ernst Josef, geb. am 10. Juli 1924, und Karl Johann, geb. am 22. August 1928.

Am 2. Juli 1931, drei Jahre nach der Geburt des zweiten Sohnes, wurde Josefine Renker in die Heil- und Pflegeanstalt bei Konstanz eingewiesen. Es hieß, sie sei geistig nicht mehr zurechnungsfähig. Die beiden Kinder kamen im Jahr 1934 zu einem Halbbruder des Vaters nach Kluftern in der Nähe von Friedrichshafen. Josefine Renker blieb neun Jahre Patientin in der Anstalt, was der Grund für ihre dauerhafte Verwahrung war, ist nicht bekannt. Am 27. Juni 1940, im Alter von 51 Jahren, musste sie zusammen mit 74 weiteren Frauen einen der grauen Busse besteigen. Sie wurden in die circa 120 Kilometer entfernte Tötungsanstalt Grafeneck auf der Schwäbischen Alb deportiert und am selben Tag vergast und eingeäschert.[106]

Auch ihre Urne fand sich Jahrzehnte später im Keller des Krematoriums des Konstanzer Hauptfriedhofs (→ „Die ‚vergessenen' Konstanzer Urnen", S. 134).

Am 8. September 2013 wurde für Josefine Renker in der Bachgasse 8 ein Stolperstein verlegt.

Franziska Rüttgeroth

geboren 25. Juni 1887
ermordet 14. August 1940

Franziska Rüttgeroth, geb. Hiller, kam am 25. Juni 1887 in Augsburg zur Welt. Ihr Leben lässt sich nur anhand weniger Dokumente in groben Zügen rekonstruieren. Am 23. Mai 1919 heiratete sie in Konstanz den aus Imbshausen (bei Northeim in Niedersachsen) stammenden Otto Rüttgeroth, der von Beruf Schneider war. Ihr Sohn Otto Josef kam am 26. Mai 1920 zur Welt. Ab dem Jahr 1922 wohnte die Familie in der Wessenbergstraße 24 und verzog im Oktober 1932 in den Weiherhof 36. In diesen Jahren erkrankte Frau Rüttgeroth psychisch; sie hatte religiöse Wahnvorstellungen, wie sich ihr Sohn später erinnerte. Am 17. Februar 1934 wurde sie deshalb in der Heil- und Pflegeanstalt bei Konstanz untergebracht.

Kurz vor ihrer Einweisung war das „Gesetz zur Verhütung erbkranken Nachwuchses“ in Kraft getreten. Darauf basierend stellte der Anstaltsleiter Dr. Kuhn den Antrag auf Unfruchtbarmachung und begründet dies mit der „Erbkrankheit Schizophrenie“. Am 22. Oktober 1934 fand die Sitzung des Erbgesundheitsgerichts Konstanz statt. Den Vorsitz hatte Amtsgerichtsrat Dr. Gerbel, Bezirksarzt Dr. Rechberg und Nervenarzt Dr. Schön fungierten als Beisitzer. Der anwesende amtlich bestellte Vertreter von Frau Rüttgeroth, Hauptlehrer Funke, war mit der Sterilisation einverstanden – ihr Ehemann Otto jedoch nicht, da er schwere körperliche Beschwerden seiner Frau erwartete, außerdem wies er darauf hin, dass sich die 47-Jährige bereits in den Wechseljahren befinde. Seine Einwände wurden jedoch als unbegründet abgewiesen und die Sterilisation angeordnet. Am 29. November 1934 erfolgte der Eingriff in der Konstanzer Frauenklinik durch Chefarzt Dr. Welsch. Damit waren nun die gesetzlichen Voraussetzungen für die Beendigung ihrer Dauerverwahrung gegeben, und Franziska Rüttgeroth durfte Ende des Jahres nach Hause zurückkehren. Ihre psychischen Probleme jedoch – vermutlich durch die unter Zwang erfolgte Sterilisation noch verschärft – verschlimmerten sich in den folgenden Monaten. Das führte zu ihrer erneuten Aufnahme in die Anstalt, die sie bis zum Tag ihres Todes nicht mehr verließ.

Am Vormittag des 14. August 1940 wurde Franziska Rüttgeroth zusammen mit 65 weiteren Frauen und Männern in die Tötungsanstalt Grafeneck deportiert. Dort wurde sie nur wenige Stunden später zusammen mit den anderen vergast und ihr Leichnam eingeäschert.[107]

Am 3. Juli 2016 wurde für sie in der Max-Stromeyer-Straße 118 ein Stolperstein verlegt.

Anna Schmid

geboren am 16. Oktober 1890
ermordet am 27. Juni 1940

Anna Schmid wurde am 16. Oktober 1890 in Kreuzlingen in der Schweiz geboren. Die Familie – Vater Josef, Mutter Emma, Anna und ihre vier jüngeren Geschwister – wohnte in Konstanz am Stephansplatz 9, wo ihr Vater eine Bäckerei betrieb. Dort waren Anna und ihre beiden jüngeren Schwestern beschäftigt.

Am 13. Juli 1932 brachte ihre jüngste Schwester sie in die Heil- und Pflegeanstalt bei Konstanz und gab an, Anna sei in ihrem Verhalten zwar von jeher eigen, scheu, schwärmerisch und unberechenbar gewesen, habe sich aber seit circa einem Jahr stark verändert, habe Halluzinationen und fühle sich verfolgt. Nach einem vierwöchigen Aufenthalt in der Anstalt wurde Anna auf Wunsch der Angehörigen wieder entlassen. Ein Jahr später, am 3. September 1933, brachte ihre Schwester sie erneut in die Anstalt: In den letzten Tagen sei Anna in ihren Affekten unberechenbar gewesen, habe unmotiviert gelacht und geweint und glaube, vergiftet zu werden.

Mit diesem zweiten Aufenthalt war das Schicksal von Anna Schmid besiegelt, da das Anfang 1933 an die Macht gelangte NS-Regime bereits am 14. Juli 1933 das „Gesetz zur Verhütung erbkranken Nachwuchses" erlassen hatte. Zwar war es bei Annas Ankunft noch nicht in Kraft getreten, aber der Anstaltsleiter, Medizinalrat Dr. Arthur Kuhn, ein vehementer Unterstützer der Zwangssterilisation, traf vorauseilend Maßnahmen, um sofort jede Möglichkeit der Fortpflanzung von „Erbkranken" zu unterbinden. An eine Entlassung war nun nicht mehr zu denken. Kuhn stellte am 27. Februar 1934 beim zuständigen Bezirksarzt, Dr. Ferdinand Rechberg, und beim Konstanzer Erbgesundheitsgericht den Antrag auf Unfruchtbarmachung seiner Patientin Anna Schmid wegen „Schizophrenie". Ein medizinisches Gutachten seines Oberarztes Medizinalrat Dr. Zwilling fügte er bei.

Am 14. Mai 1934 kam es vor dem Erbgesundheitsgericht zur Verhandlung. Da Annas Vater am 26. August 1932 gestorben war, vertrat Annas Bruder Josef, der auch die väterliche Bäckerei übernommen hatte, als ihr eingesetzter Pfleger ihre Interessen. Während der Verhandlung bestritt er vehement, dass Anna an einer Erbkrankheit leide, und führte ihre Erregungszustände auf Wechseljahrbeschwerden zurück. Dessen ungeachtet verfügten die Richter – Amtsgerichtsrat Dr. Walter Gerbel als Vorsitzender, Bezirksarzt Medizinalrat

Dr. Brutschy aus Überlingen und Nervenarzt Dr. Schön aus Konstanz als Beisitzer – Annas Sterilisation wegen „Schizophrenie“. Einen Monat später wurde diese Verfügung rechtskräftig. Dr. Kurt Welsch, Chefarzt der Konstanzer Frauenklinik, operierte Anna Schmid am 17. Juli 1934. Dem für den Vollzug von Zwangssterilisationen vorgesehenen Formblatt ist die Art der Unfruchtbarmachung zu entnehmen: „Bei dem Eingriff wurden die Eileiter gequetscht und je doppelt unterbunden. Die Operation verlief regelrecht. Die Wunde heilte in 8 Tagen. Die Operierte wurde am 28.7.1934 als geheilt entlassen und in die Heilanstalt Reichenau zurückgebracht.“[108]

In den folgenden Jahren forderte Anna Schmid zwar wiederholt ihre Entlassung, musste aber dauerhaft in der Anstalt bleiben. Dort vermerkte man am 27. Juni 1940 in ihrer Akte: „Verlegung nach Zwiefalten“. Wahr ist hingegen, dass Anna Schmid am 27. Juni 1940 in die Tötungsanstalt Grafeneck „verlegt“ wurde, wo sie noch am selben Tag vergast wurde.[109]

Bertha Hilda Schroff

geboren 5. April 1911
ermordet 30. Mai 1944

Bertha Hilda Schroff (in amtlichen auch Schreiben: Hilda Bert(h)a Schroff) kam am 5. April 1911 in Wollmatingen zur Welt und wurde katholisch getauft. Ihre Eltern waren der Landwirt Max Schroff und Emma Schroff, geb. Stadelhofer. Bertha wuchs zusammen mit fünf weiteren Geschwistern in der Radolfzeller Straße 56 auf. Sie besuchte die Volksschule in Wollmatingen und absolvierte danach eine Lehre in der Seidenweberei Schwarzenbach. Als Hausangestellte lebte sie später bei einem holländischen Ehepaar in Genf, mit dem sie auch in die Niederlande umzog, bevor sie Ende 1934 nach Konstanz zurückkehrte. Sie wohnte wieder im Elternhaus und arbeitete als Hausgehilfin in unterschiedlichen Einrichtungen, unter anderem als Küchenmädchen in der Konstanzer Heil- und Pflegeanstalt und zuletzt in der Emmishofer Straße als Hausgehilfin in der „Corsa-Bar".

Wie Bertha Schroff 1937 ins Visier der Fahnder zur „Aufartung" des „gesunden Volkskörpers" geriet, ist nicht mehr zu rekonstruieren. Am 14. April 1937 wurde sie von Dr. Kurt Mollweide, Facharzt für Innere Medizin, angezeigt, der bei ihr „Schizophrenie" vermutete. Ihm war ihr „eigentümliches, unfreies und gebundenes Leben" aufgefallen. Auf Basis eines von Medizinalrat Dr. Held verfassten amtsärztlichen Gutachtens („Seit Jahren gilt sie als merkwürdig, verschroben und verschlossen.") stellte das Gesundheitsamt Konstanz am 9. September 1938 den Antrag auf Unfruchtbarmachung der damals 27-jährigen Frau. Am 3. Oktober 1938 kam es zur Verhandlung vor dem Erbgesundheitsgericht. Den Vorsitz hatte Amtsgerichtsrat Dr. Heidlauff, als Beisitzer fungierten Medizinalrat Dr. Voncken (Stockach) und Obervertrauensarzt Dr. Montfort (Überlingen). Bertha Schroff kam mit ihrem Vater:

> „Die beiden Erschienenen erklären übereinstimmend, sie könnten sich keinesfalls mit einer Unfruchtbarmachung einverstanden erklären, da nicht angenommen werden könne, dass die Hilda Berta Schroff an Schizophrenie leide. Insbesondere erklärte die Unfruchtbarzumachende, sie müsse zwar zugeben, dass sie schon als Kind sehr ängstlich gewesen sei und auch jetzt noch sehr häufig Angstgefühle habe. Trotzdem sei sie jedoch gut in der Lage, die ihr als Hausgehilfin obliegenden Arbeiten zur Zufriedenheit ihres Arbeitgebers auszuführen."[110]

Verzweifelte Einwände, die das Gericht jedoch nicht gelten ließ:

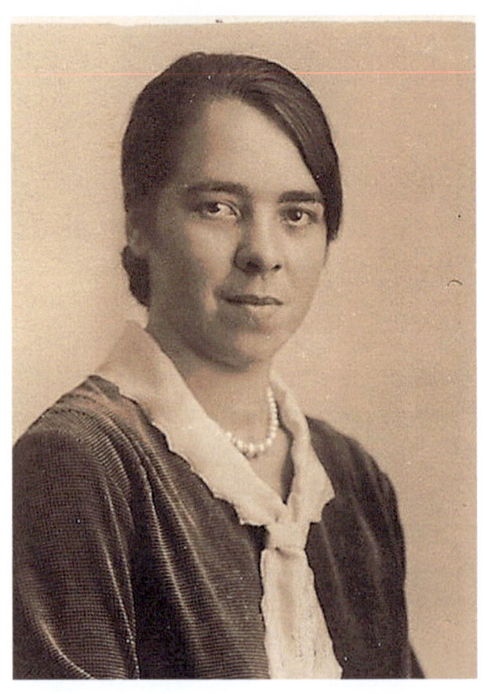

„Nach den Erfahrungen der ärztlichen Wissenschaft ist aber mit großer Wahrscheinlichkeit zu erwarten, dass etwaige Nachkommen der Hilda Berta Schroff ebenfalls an schweren geistigen oder körperlichen Erbschäden leiden werden."[111]

Mit dieser Standardbegründung, die sich in den meisten der Sterilisationsbeschlüsse findet, ordneten die Richter ihre Unfruchtbarmachung an. Danach schien die Familie im Rahmen ihrer Möglichkeiten alles versucht zu haben, ihre Tochter vor diesem Schicksal zu bewahren: Berthas Akte dokumentiert, dass sie jede postalisch zugestellte amtliche Anordnung, sich in der Konstanzer Frauenklinik einzufinden, ignorierte. Bis das Gesundheitsamt den Landrat aufforderte, Bertha Schroff durch Polizeibeamte in die Klinik zu überstellen: Am 1. Februar 1939 schließlich bestätigte Dr. Kurt Welsch, der Leiter der Frauenklinik, die Unfruchtbarmachung der an vermeintlich „angeborenem Schwachsinn" leidenden Frau. „Die Operierte wurde am 17.2.1939 als geheilt entlassen". [112]

Zwei Jahre später – die Konstanzer Heil- und Pflegeanstalt war nach der Deportation der 531 Patientinnen und Patienten geschlossen worden und beherbergte nun eine Nationalpolitische Erziehungsanstalt (Napola) – wurde Bertha Schroff in die Heil- und Pflegeanstalt Emmendingen eingewiesen. Dort starb sie drei Jahre später am 30. Mai 1944 im Alter von nur 33 Jahren, laut Totenschein an Lungentuberkulose und Lungenkrebs. In diesem Jahr ist laut Faulstich, für Emmendingen eine Übersterblichkeit von 12,7 Prozent zu verzeichnen. Somit kann davon ausgegangen werden, dass Bertha Hilda Schroff durch die Verweigerung medizinischer Behandlung und systematisches Verhungernlassen starb.[112]

Am 28. Juni 2014 wurde für Bertha Hilda Schroff in der Radolfzeller Straße 56 ein Stolperstein verlegt.

Berta Welschinger

geboren am 1. Juni 1902
ermordet am 27. Juni 1940

Berta Welschinger, geboren am 1. Juni 1902 in Markelfingen, war das zweite von drei Kindern des Landwirts Titus Welschinger (1873–1949) und dessen erster Frau Luise Welschinger, geb. Huber (1874–1906). An Bertas viertem Geburtstag starb ihre Mutter an Tuberkulose. Berta besuchte später die Volksschule und arbeitete ab 1928 als Näherin und Dienstmädchen in verschiedenen Stellungen in Konstanz. Zuletzt war sie ab 29. Oktober 1930 in der Hussenstraße 53 in Konstanz gemeldet. Als Hochschwangere kam sie am 7. Januar 1931 in das Wöchnerinnenheim der Konstanzer Frauenklinik in der Friedrichstraße 21. Bald nach der Geburt ihrer nicht ehelichen Tochter Elisabeth am 15. Januar 1931 (der Vater war der Bahnarbeiter Wilhelm Degen aus Wollmatingen) muss es bei Berta Welschinger zu einer psychischen Erkrankung gekommen sein; aus heutiger Sicht könnte eine Wochenbett-Psychose vorgelegen haben. Am 26. Januar 1931 wurde sie zusammen mit dem neugeborenen Kind im Erholungs- und Kinderheim Nazareth, Säntisstraße 4, aufgenommen. Bereits am 20. Februar 1931 erfolgte ihre Einweisung in die Heil- und Pflegeanstalt bei Konstanz mit der Diagnose „Schizophrenie".

Ihre Tochter Elisabeth kam am 13. Oktober 1931 im Alter von acht Monaten in das Waisenhaus Nazareth in Sigmaringen, von wo sie am 14. März 1935 in das katholisch geführte St. Josefshaus in Herten eingewiesen wurde. Die Diagnose lautete – nun nach Einführung des „Gesetzes zur Verhütung erbkranken Nachwuchses" – „angeborener Schwachsinn".

Ihre Mutter Berta war bereits am 17. Januar 1933 in die Kreispflegeanstalt Geisingen verlegt worden. Der dortige Anstaltsarzt Dr. Wilhelm Steiger beantragte ein Jahr später beim Erbgesundheitsgericht Donaueschingen ihre Unfruchtbarmachung. Der entsprechende Beschluss des Erbgesundheitsgerichts Donaueschingen erging am 11. April 1934. Berta Welschinger legte innerhalb der vierwöchigen Widerspruchsfrist mit einem eindrücklichen Brief an die „Amtsherren" Beschwerde ein. Sie machte geltend, dass sie die Unfruchtbarmachung als höchst ungerecht empfinde: „Wer will denn uns verdammen, verstoßen oder hassen wegen dem Kindersegen, das schönste und höchste Glück auf Erden. Traurig ist es, dass man uns Mütter einfach in eine Anstalt steckt und die Kinder einfach weggenommen werden. [...] Bin von Menschen mit böser Absicht beschädigt worden und soll jetzt noch darunter leiden."

Die Richter der Beschwerdeinstanz, des Erbgesundheitsobergerichts in Karlsruhe, bestätigten jedoch die Verfügung des Erbgesundheitsgerichts Donaueschingen, da bei der „Beschwerdeführerin" angeblich „eindeutig" nachgewiesene Schizophrenie vorliege. Aus der Karlsruher Begründung vom 25. Mai 1940:

> „Die Beschwerdeführerin muss den kleinen unschädlichen Eingriff, den das Gesetz im Interesse der Volksgesundheit ihr auferlegt, auf sich nehmen als Pflicht, die sie als Volksgenossin gegenüber der Gesamtheit hat, um weiteres Unheil zu verhüten, das aus ihrer krankhaften Anlage für etwaige Nachkommenschaft entstehen könnte."

Am 21. Juni 1934 wurde die 32-jährige Frau in die Heil- und Pflegeanstalt bei Konstanz zurückverlegt und am 28. Juni 1934 in Donaueschingen zwangssterilisiert. Sechs Jahre später gehörte Berta Welschinger zu jenen 75 Patientinnen, die am 27. Juni 1940 nach Grafeneck deportiert und dort noch am selben Tag vergast und eingeäschert wurden. Ihre kleine Tochter Elisabeth wurde vier Wochen später, am 26. Juli 1940, zusammen mit 67 weiteren Mädchen und jungen Frauen im ersten der fünf Transporte aus Herten, zunächst in die Heil- und Pflegeanstalt Emmendingen gebracht und am 21. August 1940 in Grafeneck ermordet.[113]

Am 2. Juli 2016 wurde von der Radolfzeller Stolperstein-Initiative[114] für Berta Welschinger – wie auch für ihre Tochter Elisabeth – auf Wunsch der Familie an deren Wohnort in der Unterdorfstraße 9 in Markelfingen ein Stolperstein verlegt.

Otto Emil Weltin

geboren am 10. März 1903
ermordet am 3. Juni 1944

Otto Emil Weltin wurde am 10. März 1903 als zweites von drei Kindern der Eheleute Emilian Weltin, Metzger, und dessen Ehefrau Marie Weltin, geb. Buhl, in Konstanz geboren. Otto sei ein völlig normal entwickeltes Kind gewesen, aber immer sehr ängstlich und nervös, hieß es in Familienkreisen. Dass er für die Nachfolge des Vaters im Metzgereibetrieb nicht in Betracht kam, stellte sich bereits früh heraus: Otto konnte kein Blut sehen. So besuchte er die Oberrealschule in Konstanz und trat nach der Obersekunda in das Lehrerseminar in Meersburg ein, wo er seine Ausbildung an Ostern 1922 abschloss. Bereits im Lehrerseminar fiel er aber durch sein nervöses und unruhiges Wesen auf, schlief nachts schlecht und sprach stets vor sich hin.

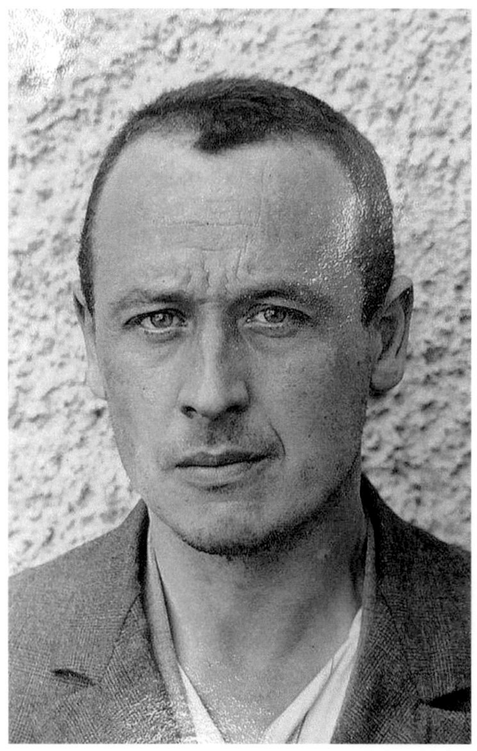

In den verschiedenen Lehrerstellen in Allensbach, Oberglashütte und Buchheim hielt es ihn nie lange. Deshalb schied er Ende September 1926 aus dem Schuldienst aus, und da er ein begabter Klavier- und Orgelspieler war, nahm er am Konservatorium Karlsruhe eine Ausbildung zum Musiklehrer auf. Mit seinem außergewöhnlichen Talent an der Orgel war diese Ausbildung für ihn ein Herzenswunsch. Als er dort aber zu fantasieren begann und Suizidgedanken entwickelte, holten seine Eltern ihn zurück nach Hause. Dort begab er sich im Juni 1927 erstmals in die Heil- und Pflegeanstalt bei Konstanz. Es folgten weitere jeweils mehrmonatige Anstaltsaufenthalte. Dort und auch in anderen Sanatorien und Pflegeanstalten wie Rottenmünster konnten seine Verhaltensauffälligkeiten nicht geheilt werden. Er hatte heftige aggressive Anfälle, fühlte sich ständig verfolgt, hatte manische wie auch depressive Phasen.

Am 21. Februar 1934 – gerade war das „Gesetz zur Verhütung erbkranken Nachwuchses“ in Kraft getreten – zeigte der Leiter der Heilanstalt Rottenmünster Otto Emil Weltin beim Bezirksarzt Dr. Ferdinand Rechberg (→ S. 36) an: Der Vater habe seinen Sohn am 2. Januar 1934 mit ungeheilter Schizophrenie mit nach Hause genommen. Die Verhandlung über die Sterilisation fand am 18. Juni 1934 vor dem Erbgesundheitsgericht Konstanz statt. Die Einwendungen des als Pfleger eingesetzten Vaters, er befürchte durch den Eingriff einen Rückschlag für den zurzeit gut verlaufenden Genesungsprozess seines Sohnes, berücksichtigte das Gericht nicht: Sie seien „unbeachtlich“. Es erging deshalb der Beschluss, Otto Weltin wegen Schizophrenie unfruchtbar zu machen. Neben dem vorsitzenden Richter, Amtsgerichtsrat Dr. Gerbel, wirkten an diesem Beschluss als Beisitzer der Bezirksarzt Medizinalrat Dr. Brutschy (Überlingen) und der Nervenarzt Dr. Schön (Konstanz) mit.

Da Otto Weltin der Aufforderung des Erbgesundheitsgerichts nicht nachkam, sich im Krankenhaus Konstanz aufnehmen zu lassen, wurde Rechberg erneut tätig. Er veranlasste am 23. August 1934, ihn mit Polizeigewalt dem Krankenhaus zuzuführen. „Die Einweisung wolle durch nichtuniformierte Beamte vorgenommen werden. Bei dem Erbkranken handelt es sich um Schizophrenie (Vorsicht am Platze!)“, so Rechbergs Anweisungen. Die Kriminalpolizei rückte daraufhin am 1. September mit drei Beamten und zwei Sanitätern an. Otto Weltin wurde abgeführt und zur Sterilisierung in das Konstanzer Krankenhaus gebracht, wo die Operation noch am selben Tag stattfand. Noch unter Narkose wurde er in die Heil- und Pflegeanstalt Konstanz gebracht. Dort verhielt er sich zwar ruhig, zeigte jedoch „für seine Sterilisierung nicht das geringste Verständnis“, wie es in seiner Krankenakte heißt. Nach Abheilung der Operationswunden wurde er am 8. September 1934 nach Hause entlassen, wo er sich die nächsten zwei Jahre über aufhielt.

Nachdem er aber öfter von zu Hause weggelaufen und in der Gegend herumgeirrt war und auch wieder heftige Erregungszustände hatte, brachte sein Schwager ihn am 14. November 1936 erneut in die Heil- und Pflegeanstalt bei Konstanz. Dort blieb er bis zum 25. Februar

1941 und wurde dann – die Schließung der Anstalt stand kurz bevor – in die Heil- und Pflegeanstalt Emmendingen verlegt. Bereits in den ersten zehn Monaten seines Aufenthalts verzeichnet die Patientenakte von Otto Weltin eine rapide Gewichtsabnahme: Im März 1941 wog er noch rund 83 Kilo, im Dezember 1941 nur noch 64 Kilo. Obwohl die badischen Heil- und Pflegeanstalten – auf Kosten der Patientinnen und Patienten – durchaus profitabel arbeiteten, wurden sukzessive weitere rigide Sparmaßnahmen eingeführt. Lag der Verköstigungssatz, also die Aufwendungen für die Ernährung pro Kopf und Tag, in Emmendingen 1937 noch bei 54 Pfennigen, wurde er ab 1939 noch weiter abgesenkt. Eine vom Deutschen Gemeindetag eingesetzte Kommission zur Überprüfung der Wirtschaftlichkeit der Anstalten überwachte die Durchsetzung der „Sparvorschläge" zur „besseren Nutzung des Anstaltsraumes". Außerdem stellte der Verköstigungssatz lediglich einen Durchschnittswert dar – und Faulstich wies anhand von überlieferten Kostzetteln nach, dass in der Heil- und Pflegeanstalt Emmendingen eine wahrscheinlich schon 1941 eingeführte Zweiteilung der Kost für arbeitende und nichtarbeitende Patientinnen und Patienten vorgenommen wurde. Otto Emil Weltin arbeitete nicht, denn er „ist zu keiner geordneten Arbeit zu gebrauchen", wie am 20. März 1943 in seiner Patientenakte festgehalten wurde. „Er ist sehr schmutzig und unordentlich. Endzustand von Schizophrenie." Am 3. Juni 1944 starb Otto Emil Weltin, aufgrund der Hungerkost extrem abgemagert, nach Sektionsbefund an Tuberkulose.[115]

Am 21. Oktober 2021 wurde für ihn in der Mainaustraße 158 ein Stolperstein verlegt.

Emma Wippler

geboren am 5. Juni 1882
ermordet am 27. Juni 1940

Emma Schweizer wurde am 5. Juni 1882 geboren. Sie erlernte den Beruf der Näherin und heiratete im Alter von 30 Jahren Eugen Wippler. Die größer werdende Familie – aus der Ehe gingen von 1914 bis 1926 sechs Kinder hervor, der erstgeborene Sohn starb bereits als Säugling – lebte in Konstanz in einfachen Verhältnissen. Den erlernten Beruf als Küfer konnte Eugen nach der Heimkehr aus dem Ersten Weltkrieg nicht mehr ausüben. Er gründete eine kleine Milchhandlung.

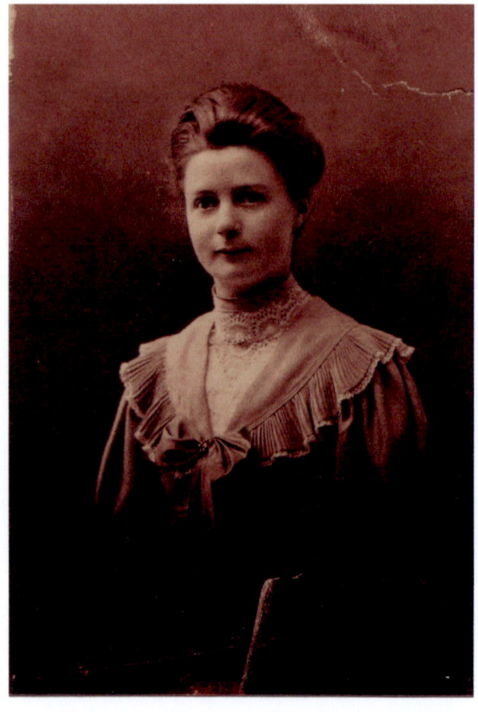

In diesen anstrengenden und kräftezehrenden Jahren erkrankte Emma Wippler psychisch. Vom Alltag immer stärker überfordert, wurde sie schwermütig, heute würden wir sagen: depressiv. So wurde sie am 27. Juli 1929 Patientin in der Heil- und Pflegeanstalt bei Konstanz. Den fünf Kindern, damals im Alter zwischen drei und elf Jahren, fehlte plötzlich die Mutter. Die Familie bezog in der Alemannenstraße eine Wohnung im sogenannten Hindenburg-Block; eine von Amts wegen bestellte Haushälterin versorgte die Kinder. Die Mutter ersetzen konnte sie jedoch nicht. Warum ihre Mutter fort war, verstanden die Kinder nicht und sie litten sehr unter der Trennung. Ihnen blieben nur die sonntäglichen Besuche – die mit Beginn der Nazi-Herrschaft allerdings gegenüber Außenstehenden unbedingt verschwiegen werden mussten: Zu groß erschien dem Vater die Gefahr, dass bei Bekanntwerden einer an der vermeintlichen „Erbkrankheit“ Schizophrenie leidenden Mutter auch seine Töchter in die Mühlen der „Aufartung“ zum Schutz der „deutschen Volksgesundheit“ geraten könnten: Schließlich war am 1. Januar 1934 das „Gesetz zur Verhütung erbkranken Nachwuchses“ in Kraft getreten, und in zweifelhaften Fällen pflegten viele örtliche Gutachter auf die erbliche Belastung der gesamten Familie hinzuweisen und diese pauschal als „minderwertig“ zu bezeichnen.

Als Langzeitpatientin, deren Arbeitskraft in der Heilanstalt nicht zwingend benötigt wurde, fiel Emma Wippler in die Gruppe jener Pfleglinge, die die Anstaltsleitung im Zuge der „Aktion T4“ nach Berlin meldete. Sie wurde am Vormittag des 27. Juni 1940 mit einem der grauen Busse abgeholt und wenige Stunden später in der Tötungsanstalt Grafeneck vergast und eingeäschert.[116]

Am 17. März 2008 wurde für Emma Wippler in der Kanzleistraße 7 ein Stolperstein verlegt.

Die Mutter der Dichterin

Die bekannte alemannische Mundart-Dichterin Rosemarie Banholzer (1925–2023) war bis kurz vor ihrem Tod eine wichtige Zeitzeugin und stets bereit, im Besonderen jungen Menschen vom Schicksal ihrer Mutter zu berichten. Denn Berta Amann war eine der Frauen, für die das Erbgesundheitsgericht Konstanz eine zwangsweise Unfruchtbarmachung verfügte, und eine der 508 Patientinnen und Patienten der Heil- und Pflegeanstalt bei Konstanz, die in den Tötungsanstalten Grafeneck und Hadamar ermordet wurden.

Vor der Einweisung der Mutter war die Familie nach Allensbach umgezogen. Damit entspricht deren letzter Wohnort zwar nicht den für Konstanzer Opfer definierten Kriterien – sie ging auch nicht in die Zählung ein –, dennoch soll sie hier gewürdigt werden. So wie die Initiative „Stolpersteine für Konstanz – Gegen Vergessen und Intoleranz" dem Wunsch von Frau Banholzer entsprach, den Stolperstein für ihre Mutter Berta Amann vor der Tägermoosstraße 23 in Konstanz zu verlegen. Dem letzten Ort, an dem die Familie noch unbeschwert zusammenleben konnte.

Berta Amann

geboren am 29. November 1898
ermordet am 2. April 1941

Berta Amann, geb. Winterhalder, wurde am 29. November 1898 in Neustadt im Schwarzwald geboren und katholisch getauft. Ihre Eltern waren der bekannte Schwarzwälder Uhrenfabrikant Johann Winterhalder und Luise Winterhalder (geb. Ullmann). Berta absolvierte die Realschule Neustadt mit hervorragenden Noten und besuchte danach das Töchter-Institut Theresianum in Ingenbohl am Vierwaldstätter See. Neben der Ausbildung in Haushaltskunde machte sie dort im Juli 1917 ihren kaufmännischen Abschluss. Bis zum Jahr 1920 hatte sie eine Anstellung in Leibstadt im Kanton Aargau. Danach schickte sie ihr Vater nach Konstanz, wo sie sich um den Vertrieb der Schwarzwälder Uhren der väterlichen Fabrik kümmern sollte. Dort lernte sie den Buchhalter Otto Amann kennen; die beiden verliebten sich und heirateten im Jahr 1924 in der Barockkirche Birnau. Ein Jahr später, am 10. Februar 1925, kam ihre Tochter Rosemarie zur Welt. Die kleine Familie lebte bis ins Jahr 1932 in Konstanz in der Tägermoosstraße 23.

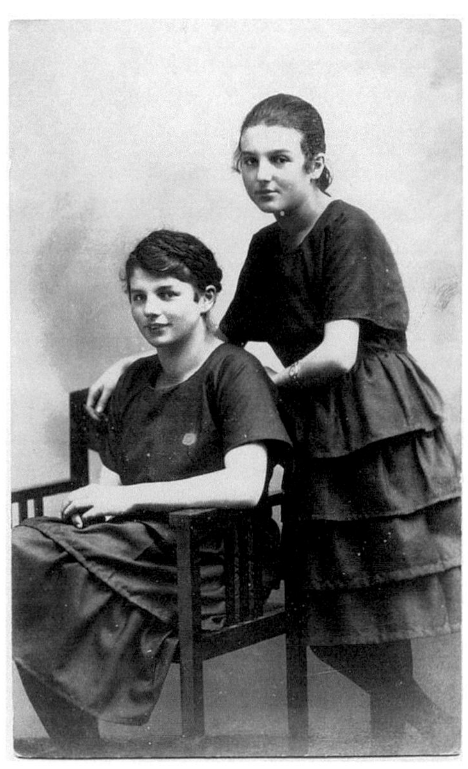

Berta Amman, rechts stehend

Nach dem Umzug nach Allensbach erkrankte die junge Frau und verfiel in Depressionen. Am 15. Juli 1934 wurde sie in die Heilanstalt eingewiesen, also zu einer Zeit, als das „Gesetz zur Verhütung erbkranken Nachwuchses“ bereits in Kraft getreten war. Darauf basierend stellte der stellvertretende Anstaltsleiter Dr. Albert Kühne am 1. August 1934 – lediglich zwei Wochen nach ihrer Einweisung – den Antrag zur Unfruchtbarmachung. Begründet wurde dies, wie so oft, mit der vermeintlichen „Erbkrankheit" Schizophrenie. Das Erbgesundheitsgericht Konstanz beschloss daraufhin am 27. August 1934 die Sterilisation Berta Amanns. Die Operation wurde ein halbes Jahr später in der Städtischen Frauenklinik Konstanz ausgeführt. Die kleine Tochter Rosemarie radelte damals Woche für Woche zur Anstalt, wo ihr die Mutter bei den Hausaufgaben half und das Stricken beibrachte. Sie habe ihre Mutter als vollkommen normal erlebt und diese für sie so schreckliche Situation nicht verstehen können, erzählte sie später.

Am 17. Dezember 1940 wurde Berta Amann mit dem achten Transport zunächst in die als Zwischenanstalt für die hessische Tötungsanstalt Hadamar fungierende Anstalt Wiesloch gebracht. Am 2. April 1941 erfolgte der Weitertransport. Noch am selben Tag wurde Berta Amann in Hadamar vergast.[117]

Am 9. Juli 2018 wurde für sie in der Tägermoosstraße 23 ein Stolperstein verlegt.

„Es nützt nichts, wenn man durch Vergnügungen hastet.
Man wird immer stolpern, wenn man vergisst,
was Menschenwürde und Respekt vor dem Anderen ist."

Rosemarie Banholzer bei der Stolpersteinverlegung[118]

VERTUSCHEN UND VERDRÄNGEN – VON 1945 BIS HEUTE

„EUTHANASIE" VOR GERICHT

Nur sehr wenige der Täter wurden nach dem Zusammenbruch des NS-Regimes vor Gericht gestellt und noch weit weniger wurden verurteilt. Die meisten kehrten schnell in die Gesellschaft zurück, aus der sie gekommen waren. Von den über 30 Prozessen, die in Städten wie etwa Frankfurt oder Hartheim wegen der „Euthanasie"-Morde geführt wurden, beschränken wir uns hier auf jene, die entweder Täter in zentralen Funktionen dieses Mordprogramms betrafen – wie der Nürnberger Ärzte-Prozess und die beiden von Fritz Bauer angestrengten (aber entweder gescheiterten oder wegen Bauers Tod nicht zustande gekommenen) Prozesse – oder die einen klaren lokalen Bezug zu Konstanz haben wie die beiden sogenannten Grafeneck-Prozesse.

Der Nürnberger Ärzte-Prozess

23 Angeklagte mussten sich in diesem ersten der zwölf Nürnberger Nachfolgeprozesse gegen Verantwortliche des Deutschen Reichs zur Zeit des Nationalsozialismus verantworten. Der Prozess fand vom 9. Dezember 1946 bis zum 20. August 1947 vor einem US-amerikanischen Militärgericht statt. Die meisten der Angeklagten hatten sich für Menschenversuche in Konzentrationslagern zu verantworten. Lediglich zwei Männer waren wegen der Organisation der NS-„Euthanasie"-Verbrechen angeklagt: Hitlers Begleitarzt Dr. Karl Brandt, Reichskommissar für das Sanitäts- und Gesundheitswesen, und Viktor Brack, Chef der T4-Organisation. Nach dem Suizid Philipp Bouhlers galten sie als die ranghöchsten Verantwortlichen dieser Massenmorde. Beide wurden wegen Kriegsverbrechen, Verbrechen gegen die Menschlichkeit und Mitgliedschaft in einer verbrecherischen Organisation am 20. August 1947 zum Tode verurteilt und am 2. Juni 1948 hingerichtet.

Die westdeutschen Ärztekammern entsandten eine sechsköpfige Beobachterkommission unter Leitung von Alexander Mitscherlich zu diesem Prozess. 1947 veröffentlichte diese Kommission zwei Dokumentationsbände über die Menschenversuche in den Konzentrationslagern. Beide Bände wurden zwar in einer hohen Auflage auch für die Öffentlichkeit gedruckt – gelangten aber nie in den Buchhandel und wurden vermutlich eingestampft. Denn ihre Veröffentlichung stieß auf den erbitterten Widerstand der deutschen Ärzteschaft, und Mitscherlich wurde mit Unterlassungsklagen überzogen.

Ähnlich erging es der jungen Ärztin Alice von Platen, die sich als Mitglied der Beobachterkommission speziell den „Euthanasie"-Verbrechen zuwandte: Erweitert um ihre Beobachtungen des Hadamar-Prozesses konnte sie 1948 zwar unter dem Titel *Die Tötung Geisteskranker in Deutschland* eine sehr klarsichtige Dokumentation und Analyse der „Euthanasie" im Verlag der Frankfurter Hefte veröffentlichen – die dreitausend Exemplare wurden allerdings sehr schnell eingezogen, nur etwa zwanzig Exemplare überdauerten in Bibliotheken. Es ist dem Sozialpsychiater Klaus Dörner zu verdanken, dass dieses Buch 1993 als Reprint wieder veröffentlicht werden konnte.[119]

Der Freiburger Grafeneck-Prozess

Vor dem Landgericht Freiburg begann 1947 der Prozess wegen Verbrechen gegen die Menschlichkeit und Beihilfe zum Mord gegen Ludwig Sprauer, den obersten Medizinalbeamten im Karlsruher Innenministerium und zuständig für dessen „Euthanasie"-Programm, und gegen Arthur Schreck, Direktor der Pflegeanstalten Rastatt, Illenau und Wiesloch. Am 16. November 1948 sprach das Gericht die beiden Angeklagten schuldig und verurteilte sie zu lebenslangen Zuchthausstrafen. Ähnlich wie bei Sprauer, dessen elfjährige Haftstrafe 1951 ganz ausgesetzt wurde, verfuhr man bei Arthur Schreck.

Der Tübinger Grafeneck-Prozess

Ein halbes Jahr nach dem Urteilsspruch im Freiburger Grafeneck-Prozess begann nach jahrelangen Vorbereitungen – in denen die verübten Verbre-

chen akribisch rekonstruiert und die Opferzahl ermittelt worden war – am 8. Juni 1949 im Rittersaal von Schloss Hohentübingen dieser zweite Grafeneck-Prozess. Acht Personen standen wegen der Ermordung von 10.654 Patientinnen und Patienten in der Tötungsanstalt vor Gericht.
Das Urteil, das das Landgericht Tübingen vier Wochen später am 5. Juli 1949 fällte, fiel für die Angeklagten bereits weit glimpflicher aus als das Urteil im Freiburger Prozess. Schon die beiden ersten Sätze des Urteils markieren eine Trendwende, entsprechen sie doch genau jener Argumentation, die in früheren Verfahren stets von den Verteidigern der Angeklagten zu deren Entlastung angeführt wurden:

> „Die Frage der Vernichtung lebensunwerten Lebens ist schon vor der Machtübernahme durch Hitler wiederholt in juristischen, medizinischen und theologischen Kreisen erörtert worden. Wenn die Vernichtung lebensunwerten Lebens auch meistens aus weltanschaulichen und rechtspolitischen Gründen abgelehnt wurde, so fanden sich doch auch namhafte Vertreter, die sie befürworteten."[120]

Die Angeklagten waren Otto Mauthe (Obermedizinalrat im württembergischen Innenministerium), Max Eyrich (Landesjugendarzt Württemberg-Hohenzollern), Alfons Stegmann (ehemaliger Arzt der Heilanstalt Zwiefalten), Martha Fauser (leitende Ärztin in Zwiefalten), Jakob Wöger und Hermann Holzschuh (Beamte des Grafenecker Standesamts), Heinrich Unverhau (ehemaliger Krankenpfleger) und Maria Appinger (Krankenschwester). Von diesen acht verurteilten die Richter lediglich drei: Otto Mauthe erhielt eine fünfjährige Haftstrafe und die beiden Anstaltsärzte Alfons Stegmann und Martha Fauser wurden zu 24 beziehungsweise 18 Monaten Gefängnis verurteilt. Alle anderen Angeklagten wurden freigesprochen.

Diese „angesichts der Monstrosität der vorgeworfenen Straftaten" als sehr milde zu bezeichnenden Gefängnisstrafen, so der Jurist Jörg Kinzig[121], waren möglich, da den Richtern die Wahl zwischen zwei unterschiedlichen Rechtsgrundlagen offenstand, auf deren Basis die Taten abzuurteilen waren: In Betracht kam sowohl der Tatbestand des Mordes gemäß § 211 StGB – wofür die Richter ein halbes Jahr zuvor in Freiburg optiert hatten – als auch das Ende 1945 von den Alliierten erlassene Kontrollratsgesetz Nr. 10 (KRG 10), das die Bestrafung von Personen regelte, die sich Kriegsverbrechen, Verbrechen gegen den Frieden oder gegen die Menschlichkeit schuldig gemacht hatten. Hätten sie sich für das Strafgesetzbuch als Rechtsgrundlage entschieden, wäre sogar für „Gehilfen" (§§ 44, 49 StGB) eine

Zuchthausstrafe zwischen drei und 15 Jahren zwingend gewesen. Doch die Richter des Tübinger Landgerichts gaben dem KRG 10 den Vorrang, das ihnen einen größeren Spielraum gab, genauer: das Strafmaß nicht fixierte, sondern es vollständig in das Ermessen des Gerichts legte.

Die Richter verurteilten die „Euthanasie"-Verbrechen zwar in äußerst scharfer Form – entpersonalisierten sie aber, indem sie in der Urteilsbegründung von der „Tötung von Geisteskranken durch den Nationalsozialismus" sprachen und damit die in Tübingen angeklagten Täter entlasteten. Den dahinter liegenden Grundgedanken präzisierte die nächste Instanz, nachdem die Staatsanwaltschaft Tübingen Berufung gegen das Urteil eingelegt hatte. Das Oberlandesgericht Tübingen befand in seiner Ablehnung der Berufung unter anderem, die „zu beurteilenden Ereignisse entsprechen nicht dem Bild, das sich der Gesetzgeber vorstellte, als er die Vorschriften gegen Mord schuf".[122] Hier zeigt sich bereits die spätere ständige Rechtssprechung der deutschen Gerichte: „Ein Täter und sechzig Millionen Gehilfen oder das deutsche Volk, ein Volk von Gehilfen", wie sie 1963 der bekannte Strafrechtler Jürgen Baumann kommentierte.[123] Oder wie der Historiker Hannes Heer den generellen Versuch der Deutschen, sich von ihrer Vergangenheit zu befreien, prägnant formulierte: „Hitler war's."[124]

Die Öffentlichkeit scheint sich für diesen Prozess ohnehin nicht interessiert zu haben. Am 9. Juni 1949 schrieb das *Schwäbische Tagblatt*: „Der Fall der 10.654 Tötungen hat 35 Zuhörer in den Rittersaal gelockt."[125]

Fritz Bauers gescheiterter „Euthanasie"-Prozess

Im Jahr 1959 begann der hessische Generalstaatsanwalt Fritz Bauer in Frankfurt mit den Ermittlungen zum Auschwitz-Prozess. Gleichzeitig arbeitete er auch an den Vorbereitungen zu einem Prozess gegen die Organisatoren der „Euthanasie"-Verbrechen.

Einer der Haupttäter des mit dem Euphemismus „Euthanasie" belegten Massenmords an kranken und behinderten Menschen war Professor Werner Heyde. Mit Hilfe der SS stieg er zum Ordinarius an der Würzburger Universitätsklinik auf und wurde 1940 Leiter und Obergutachter der „Reichsarbeitsgemeinschaft Heil- und Pflegeanstalten" (RAG). Nach dem Zusammenbruch des NS-Regimes legte er sich in Schleswig-Holstein eine neue Identität zu, nannte sich nun „Dr. Fritz Sawade" und arbeitete ab 1951 sehr erfolgreich als psychiatrischer Gerichtsgutachter. Als dies im Zuge eines banalen Nachbarschaftsstreits aufflog und nach ihm gefahndet wurde, stellte er sich am 12. November 1959 in Frankfurt am Main den Behörden. Durch den Bericht des vom Schleswig-Holsteinischen Landtag einberufenen Untersuchungsausschusses wurde schon bei den Vorermittlungen zur „Angelegenheit Prof. Heyde / Dr. Sawade" klar, wer all die Jahre von seiner wahren Identität Kenntnis hatte: der Präsident des Landessozialgerichts, zwei Senatspräsidenten, ein Bundesrichter sowie diverse Professoren, Richter, Beamte etc. etc.[126]

Bauer klagte Werner Heyde 1962 zusammen mit Gerhard Bohne, dem juristischen Organisator der mit der Umsetzung der nationalsozialistischen „Euthanasie"-Morde beauftragten Zentraldienststelle T4, mit Friedrich Tillmann, Leiter der Büroabteilung der Zentraldienststelle, und Hans Hefelmann, Abteilungsleiter in der „Kanzlei des Führers", des gemeinschaftlich begangenen Mordes in mindestens 100.000 Fällen an. Bauers mehr als 800 Seiten umfassende Anklageschrift gibt Aufschluss über das gesamte „Euthanasie"-Programm des NS-Regimes und enthält Originaldokumente und Vernehmungsprotokolle. Darunter befinden sich beispielsweise Dokumente und Protokolle von Hefelmann zu den Themen „Kinder-Euthanasie" und „Kinderfachabteilungen" sowie zum „Reichsausschuss zur wissenschaftlichen Erfassung erb- und anlagebedingter schwerer Leiden". Über 270 Zeuginnen und Zeugen wurden in der Anklageschrift benannt.[127]

Der für Februar 1964 geplante Prozess gegen den ehemaligen Obergutachter und medizinischen Leiter der „Aktion T4" Heyde fand allerdings nicht statt, weil dieser kurz vor Prozesseröffnung Selbstmord beging. Die Mitangeklagten Bohne und Tillmann nutzten eine kurzzeitige Haftverschonung zur Flucht nach Argentinien (Bohne) und zum Suizid (Tillmann). Das Verfahren gegen Hefelmann wurde aufgrund ärztlicher Gutachten, die alle seine Verhandlungsfähigkeit in Frage stellten, eingestellt.

Fritz Bauers Versuch, Juristen vor Gericht zu stellen

1965 unternahm Fritz Bauer einen erneuten Versuch, Verantwortliche der „Euthanasie"-Verbrechen vor Gericht zu stellen. Diesmal jene Juristen, die sich nach seiner Auffassung der Beihilfe zum Mord in über 70.000 Fällen schuldig gemacht hatten.

Am 23. und 24. April 1941 hatte in Berlin eine Konferenz stattgefunden, zu der Franz Schlegelberger (1876–1970), Staatssekretär im Reichsjustizministerium und kommissarischer Reichsminister der Justiz, die höchsten Juristen des NS-Staates eingeladen hatte. Dabei wurden die Oberlandesgerichtspräsidenten und Generalstaatsanwälte aller Länder über die „Aktion T4" informiert. Da es für dieses NS-Mordprogramm an Kranken und Behinderten keinerlei gesetzliche Legitimierung gab, Mord aber auch während der NS-Zeit ein zu ahndendes Kapitalverbrechen war, hätten die Konferenzteilnehmer nun von Amts wegen aktiv werden müssen. Das taten sie nicht. Sie unterließen die Strafverfolgung dieser Morde mit Absicht und in völliger Kenntnis der illegalen Situation und verpflichteten sich darüber hinaus, eingehende diesbezügliche Strafanzeigen nicht nur nicht zu bearbeiten – sondern sämtliche Eingaben in dieser Sache auch an das Reichsjustizministerium weiterzuleiten und die Anzeigenden somit zu denunzieren.

Am 22. April 1965 stellte Fritz Bauer seinen Antrag auf Eröffnung der gerichtlichen Voruntersuchung gegen „Schlegelberger u.A. wegen Beihilfe zum Mord". Die „anderen", das waren alle 15 zu dieser Zeit noch lebenden Oberlandesgerichtspräsidenten und Generalstaatsanwälte. Bauer beschuldigte sie der „Euthanasie"-Verbrechen und beschrieb die Verfahrensabläufe in der T4-Zentrale ebenso detailliert wie das Geschehen in den sechs Tötungsanstalten – vom Vergasungsvorgang über die „Trostbriefabteilung" bis hin zum Versand der Urnen. Er hielt fest, dass es sich bei den aufgezeigten Taten um Mord sowohl gemäß der vor September 1941 geltenden

Fassung des § 211 StGB handelte wie auch gemäß der danach geltenden und benannte die Mordmerkmale niedrige Beweggründe und Heimtücke.

Erst 1967, zwei Jahre nach Bauers Antrag, wurde die Voruntersuchung eröffnet. Zu einem Verfahren kam es aber nicht mehr: Am 30. Juni 1968 starb Fritz Bauer unerwartet. Der neue Generalstaatsanwalt beantragte am 31. März 1970 die „Außerverfolgungsetzung", die am 27. Mai 1970 auch erfolgte, sodass den Angeschuldigten eine Gerichtsverhandlung erspart blieb.[128]

Wir können nur Vermutungen darüber anstellen, wie völlig anders die Rezeption der „Euthanasie"-Verbrechen – nach Aleida Assmann „der am längsten vergessene Massenmord"[129] – hätte verlaufen können, wenn Bauer die Gelegenheit gehabt hätte, diese Prozesse zu führen. Denn sein Frankfurter Auschwitz-Prozess hatte eine große Öffentlichkeitswirksamkeit. Vielleicht müssten die von „Euthanasie"-Verbrechen und Zwangssterilisationen Betroffenen heute nicht mehr darum kämpfen, endlich als Opfer des NS-Regimes anerkannt zu werden.

DIE „VERGESSENEN" KONSTANZER URNEN

Am 3. April 1940 hatte Viktor Brack, einer der Hauptorganisatoren der reichsweiten „Aktion T4", die in Berlin versammelten Oberbürgermeister des deutschen Gemeindetages leicht verklausuliert über die angelaufene Mordaktion unterrichtet und die Ankunft der Urnen angekündigt. Bald darauf trafen auch in Konstanz die sterblichen Überreste von Ermordeten ein. Daraufhin benachrichtigte die Friedhofsverwaltung deren Angehörige und teilte ihnen mit, dass sie die Urnen abholen könnten. Wie viele Angehörige dies tatsächlich taten, lässt sich nicht mehr rekonstruieren. Wurden die Urnen – aus welchem Grund auch immer – nicht abgeholt, verblieben sie in einem kleinen Kellerraum des Konstanzer Krematoriums. Bis zum Ende des Krieges waren dort knapp zweihundert Urnen zusammengekommen.

Zwanzig Jahre später, 1961, beauftragte der Konstanzer Oberbürgermeister Bruno Helmle sein Rechtsamt mit der Prüfung der Angelegenheit. Dessen Juristen kamen zu der Auffassung, dass „die Urnen im Friedhofsgebäude in Konstanz im öffentlich-rechtlichen Sinne ‚bestattet' sind; der Anspruch auf Aushändigung der Asche ist von den Angehörigen verwirkt, die in Kenntnis des Aufbewahrungsortes auf eine Aushändigung der Aschen bisher keinen Anspruch erhoben haben."

Da aber nicht sicher sei, ob damals wirklich alle Angehörigen verständigt worden seien, würde eine Kontaktaufnahme nun „Aufsehen" erregen und zudem die Frage aufwerfen, warum die Benachrichtigung erst so spät erfolge. Auch das vermeintliche Wohl der Angehörigen hatte das Amt im Blick: Es würden mit einer Kontaktaufnahme bloß „diejenigen Angehörigen erinnert, die schon vergessen haben". Deshalb empfahl es, „die Urnen noch einige Zeit aufzubewahren, bis nach menschlichem Ermessen feststeht, dass Rückfragen von Angehörigen nicht zu erwarten sind".

Das städtische Rechtsamt hielt dafür den sechs Quadratmeter großen Kellerraum für durchaus geeignet und regte lediglich an, die Urnen „nicht wie bisher aufeinander zu schichten", sondern einzeln nebeneinanderzustellen. Dem schloss sich OB Helmle an und ließ die Friedhofsverwaltung durch Bürgermeister Alfred Diesbach am 29. Mai 1961 wissen, dass die Ruhefrist um weitere zehn Jahre, also bis 1971, verlängert werde. Allerdings seien „die Fenster so zu verkleiden, dass von außen kein Einblick in diesen

Raum mehr gegeben ist". Acht Jahre später, im Mai 1969, wurde dieses Verwahr-Procedere nochmals bestätigt. Einem internen Aktenvermerk der Friedhofsverwaltung ist zu entnehmen, dass es „nach Durchsprache der gesamten Angelegenheit bei der öffentlich-rechtlichen Beisetzung im Friedhofsgebäude bleibt".[130] Danach gingen die Urnen erneut vergessen.

Nur ein Zufall beendete diesen unwürdigen Umgang mit den sterblichen Überresten von Opfern des NS-Regimes: Als im Herbst 1982 Umbaumaßnahmen im Kellergeschoss des Krematoriums genehmigt wurden, hielt die Friedhofsverwaltung deren Totenruhe für nicht mehr gewährleistet, da gleich nebenan Mitarbeiter des Friedhofs sanitäre Einrichtungen benutzten. Baudezernent Ralf Joachim Fischer, der dadurch von diesem Lagerraum erfuhr, verständigte noch am selben Tag Oberbürgermeister Horst Eickmeyer von dieser seiner Ansicht nach nicht hinnehmbaren Angelegenheit.

Eickmeyer hatte Bruno Helmle 1980 abgelöst und machte nun Schluss mit dem Prinzip des Verschleierns und Vertuschens: Er veranlasste die Prüfung des Vorgangs und übergab die Angelegenheit der Konstanzer Staatsanwaltschaft, die am 14. Januar 1983 die Ermittlungen aufnahm. Im Rahmen des „Ermittlungsverfahrens gegen Unbekannt wegen Mordes (Euthanasie) an 192 Opfern des NS-Regimes", in das sich auch das Landeskriminalamt Baden-Württemberg einschaltete, konnte später festgestellt werden, dass die Mordfälle bereits Gegenstand abgeschlossener Strafverfahren waren.[131]

Das Medien-Echo war enorm. Das österreichische Fernsehen entsandte sogar ein Filmteam, um über die unwürdige Lagerung der Urnen zu berichten. In der *Schwäbischen Zeitung* fragte man sich am 15. Januar 1983: „Wieviel Nachlässigkeit, wieviel Gedankenlosigkeit, wieviel Unbarmherzigkeit gehört dazu, die Urnen mit den Überresten dieser unschuldigen Opfer ‚lagern' zu lassen, an eine würdige Beisetzung ebensowenig zu denken wie an den Versuch, möglicherweise noch lebende Angehörige zu verständigen?" Auch der örtliche *Südkurier* nahm sich der Angelegenheit an: Werner Schwarzwälder berichtete in seinem Artikel vom 15. Januar 1983 ausführlich über das Geschehen, bezeichnete es auch zu Recht als „Skandal". Erstaunen lässt sich jedoch nicht feststellen, reihte er die aufgedeckte Verschleierungsmaßnahme doch ein in die „Liste der unangenehmen Geschichten, mit denen Konstanz immer wieder Schlagzeilen machte".

Die Frage allerdings, wer für diesen Skandal verantwortlich war und ob alte Nazi-Seilschaften dieses Vorgehen 40 Jahre lang ermöglichten, sollte anscheinend im Jahr 1983 noch immer nicht gestellt werden. Dass Ex-OB Bruno Helmle selbst ein Profiteur des NS-Regimes war, wurde erst viel später aufgedeckt: Nach der Erstellung eines Historiker-Gutachtens wurde ihm im Mai 2012 – gegen die Stimmen von CDU, FDP und Freien Wählern – vom Gemeinderat die Ehrenbürgerwürde der Stadt Konstanz posthum entzogen.[132] Auch die Universität Konstanz entzog ihm die 1976 verliehene Ehrensenatorenwürde.[133]

Landesanstalt Hartheim

IL - 3726

Tgb.-Nr. 1946.

(Bei Antwort stets angeben!)

Hartheim, den 20. Juli 1940
über Linz (Donau), Postschließfach Linz 324
Fernruf: Alkoven 9
Postscheckkonto: Postsparkassenamt Wien 966 14

Herrn
Eugen W i p p l e r

K o n s t a n z
Elsässerstr. 3

Sehr geehrter Herr Wippler !

In Erfüllung einer traurigen Pflicht müssen wir Ihnen mitteilen, daß Ihre Ehefrau Emma Wippler geb.Schweizer, die auf ministerielle Anordnung gemäß Weisung des Reichsverteidigungskommissars in unsere Anstalt verlegt wurde, unerwartet am 19. Juli 1940 infolge eines akuten Magengeschwürs mit unstillbarer Magenblutung verstorben ist. Alle unsere ärztlichen Bemühungen hatten leider keinen Erfolg mehr.

Da jedoch bei der Art und der Schwere des Leidens Ihrer Ehefrau mit einer Besserung und damit auch mit einer Entlassung aus der Anstalt nicht mehr zu rechnen war, kann man ihren Tod, der sie von ihrem Leiden befreite und sie vor einer lebenslänglichen Anstaltspflege bewahrte, nur als Erlösung für sie ansehen; möge Ihnen diese Gewißheit zum Troste gereichen.

Um einer möglichen Seuchengefahr, die jetzt während des Krieges besonders groß ist, vorzubeugen, mußte die Verstorbene auf polizeiliche Anordnung hin sofort eingeäschert werden.

Falls Sie die Urne mit den sterblichen Überresten Ihrer Ehefrau auf einem bestimmten Friedhof beisetzen lassen wollen - die Überführung der Urne findet kostenlos statt - bitten wir Sie unter Beifügung einer Einverständniserklärung der betreffenden Friedhofverwaltung um Mitteilung. Sollten Sie uns innerhalb von 14 Tagen keine diesbezügliche Nachricht zukommen lassen, werden wir die Beisetzung der Urne anderweitig veranlassen.

Zwei Sterbeurkunden, die Sie für eine etwaige Vorlegung bei Behörden sorgfältig aufbewahren wollen, fügen wir bei.

Heil Hitler !
I.A.

2 Anlagen.

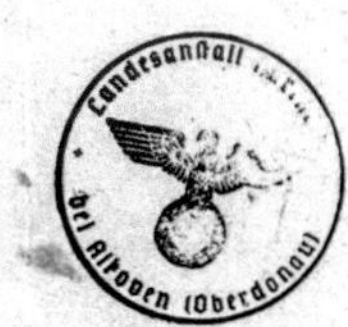

Einer der sogenannten Trostbriefe an die Angehörigen mit fingierter natürlicher Todesursache, gefälschtem Todestag und -ort aus der Landesanstalt Hartheim bei Linz

„Zur verweigerten Erinnerung an die Opfer kam das geleugnete Leid, geleugnet durch politische, justizielle und administrative Ignoranz, durch fehlende menschliche Sensibilität. […] Die verweigerte Erinnerung wurde zur zweiten Diskriminierung."
Wolfgang Benz: Deutscher Bundestag, Ausschuss für Kultur und Medien, 22.9.2022

„... eines der „beschämendsten Kapitel in der deutschen Geschichte"
Annette Widmann-Mauz (MdB CDU) aus Tübingen nach der Anhörung des Kulturausschusses

Dieselben Gutachter, dieselben Bescheide

Das „Gesetz zur Verhütung erbkranken Nachwuchses" war nach dem Zusammenbruch des NS-Regimes nicht als typisches NS-Unrecht eingestuft worden – was die Voraussetzung für Entschädigungsansprüche gewesen wäre. Das Bundesentschädigungsgesetz (BEG) von 1956 schloss Zwangssterilisierte und Betroffene der NS-„Euthanasie", die durch den nationalsozialistischen Massenmord an Kranken, Behinderten und sozial Stigmatisierten ihre nächsten Angehörigen verloren haben, explizit aus. Auch dass man allein schon deshalb ins Visier der NS-Erbgesundheitsfahnder hatte geraten können, weil man Flugblätter der verbotenen SPD verteilte oder Witze über das Dritte Reich machte, spielte bei der Anerkennung nach dem BEG keine Rolle: Wenn die Zwangssterilisierung aufgrund einer Verfügung der Erbgesundheitsgerichte vorgenommen worden war, galt sie per se als „eugenisch" bedingt und die Opfer hatten damit keinerlei Anspruch auf Wiedergutmachung.

So erging es auch den Konstanzer Betroffenen: Von den bisher 295 für Konstanz ermittelten Zwangssterilisationen waren zwei vom „Reichsausschuss zur wissenschaftlichen Erfassung erb- und anlagebedingter schwerer Leiden" verfügt worden und 293 vom Erbgesundheitsgericht. Diese 293 Konstanzer und Konstanzerinnen blieben von jeglichen Entschädigungsleistungen ausgeklammert.

Daran änderte sich auch später nichts, wie Margret Hamm als Vertreterin des Bundes der „Euthanasie"-Geschädigten und Zwangssterilisierten ausführt:

> „Entschädigungsforderungen für Zwangssterilisierte werden aufgrund von Expertenanhörungen vom Wiedergutmachungsausschuss 1961 abgelehnt. Von den 7 eingeladenen Gutachtern waren 3 NS-Täter: Eugeniker und ‚Rassenhygieniker'. Der geheim tagende Ausschuss kommt zu dem Schluss, dass das GzVeN nicht im Widerspruch zu rechtsstaatlichen Grundsätzen gestanden habe."[134]

Die drei hochdekorierten Nachkriegs-Gutachter, deren eigene Beteiligung an NS-Verbrechen Hamm hier erwähnt, waren Prof. Dr. Hans Nachtsheim, Prof. Dr. Werner Villinger und Prof. Dr. Helmut Ehrhardt. Nachtsheim war als Leiter der Abteilung für experimentelle Erbpathologie am Berliner Kaiser-Wilhelm-Institut für Anthropologie, menschliche Erblehre und Eugenik selbst an Menschenversuchen beteiligt gewesen[135], Villinger hatte als T4-Gutachter und ärztlicher Beisitzer in einem Erbgesundheitsgericht fungiert[136] und Ehrhardt Gutachten für Erbgesundheitsgerichte erstellt.[137]

Amtskontinuitäten gab es auch in Konstanz – und darüber hinaus viele Belege von politischer, justizieller und administrativer Ignoranz. Beispielsweise stellte Albert L. am 25. Mai 1949 gegen den inzwischen zum Obermedizinalrat avancierten Rechberg wegen Körperverletzung Strafantrag, da er wegen eines „politischen Vergehens" zu einer mehrmonatigen Haftstrafe verurteilt und daraufhin auf Betreiben von Rechberg 1935 zwangssterilisiert worden war. Nach seiner Anzeige 1949 musste L. sich einer ärztlichen Untersuchung stellen, um den Nachweis zu erbringen, dass er nicht schwachsinnig sei. Wobei sich die „Intelligenzprüfung" bei dieser Untersuchung nur unwesentlich von jener unterschied, die für die Verfahren zur Umsetzung des „Gesetzes zur Verhütung erbkranken Nachwuchses" zum Einsatz kam. Danach urteilte der „Untersuchungsausschuss für politische Säuberung für Beamte und freie Berufe", Stadtkreis Konstanz:

> „Die Ermittlungen haben ergeben, dass bei [Albert L.] nach dem vorhandenen ärztl. Gutachten Schwachsinn vorliegt. Über den Grad dieses anormalen Zustands gehen die Gutachten auseinander. Nach Auffassung des Untersuchungsausschusses und auch der Spruchkammer Freiburg kann jedenfalls Herrn Dr. Rechberg, der die Sterilisierung pflichtgemäß lediglich <u>beantragt</u> hatte – die Anordnung wurde durch das Erbgesundheitsgericht getroffen – irgend ein Vorwurf in diesem Fall nicht treffen."[138]

Albert L., bei dem das Erbgesundheitsgericht am 14. Januar 1935 befand, „dass bei ihm angeborener Schwachsinn vorliegt, und zwar weniger nach der intellektuellen, sondern mehr nach der moralischen Seite hin", durfte 1949 erneut ungestraft als „schwachsinnig" bezeichnet werden – wohingegen Rechberg bereits 1950 wieder vom Psychiatrischen Landeskrankenhaus Reichenau angestellt wurde, dessen Leitung er 1954 übernahm.

Bei Entschädigungszahlungen dauerte es noch lange, bis sich etwas tat. Ab 1980 konnten Zwangssterilisierte einen Antrag auf Einmalzahlungen stellen – allerdings nur als sogenannte Härteleistungen im Rahmen des Allgemeinen Kriegsfolgengesetzes (und nur, wenn sie die entsprechenden Nachweise, den Erbgesundheitsgerichtsbeschluss aus der NS-Zeit oder ein fachärztliches Gutachten, beibringen konnten). „Euthanasie"-Geschädigten wurde dies erst im Jahr 1988 zugestanden. Damit konnten Töchter oder Söhne, die zum Zeitpunkt des Mordes unter 18 Jahre und damit unterhaltsberechtigt gewesen wären und denen aufgrund des Verbrechens ein Unterhaltsschaden entstanden war, auf Antrag Entschädigungsleistungen geltend machen.

1998 erst hob der Bundestag die Sterilisationsurteile der ehemaligen Erbgesundheitsgerichte auf, und im Jahr 2007 beschloss er die Ächtung des „Gesetzes zur Verhütung erbkranken Nachwuchses" als „nationalsozialistisches Unrecht". Damit ist dieses Gesetz, das den Nazis als Grundlage für die zwangsweise „Unfruchtbarmachung" vermeintlich „erbkranker" Menschen diente, aber noch nicht für nichtig erklärt. Sowohl „Euthanasie"-Opfer als auch Opfer des GzVeN wurden damit nicht als Verfolgte des Nationalsozialismus anerkannt.

Noch immer kein Beschluss

2021 legten die Ampel-Parteien SPD, Grüne und FDP nun in ihrem Koalitionsvertrag fest, die Opfer der „Euthanasie"-Morde und der Zwangssterilisationen rechtlich als Opfer des Nationalsozialismus anerkennen zu wollen. Ein mehr als überfälliger Schritt, denn seit annähernd achtzig Jahren kämpfen die Betroffenen und ihre Angehörigen genau darum. Am 26. September 2022 trat dann auf Antrag der Fraktion Die Linke der Kulturausschuss des Bundestags zu einer Anhörung zusammen. Dazu eingeladen wurden der Historiker und frühere Leiter des Zentrums für Antisemitismusforschung an der TU Berlin, Wolfgang Benz, der Arzt und Psychiater Michael von Cranach, Ute Hoffmann von der Gedenkstätte für die Opfer der NS-„Euthanasie" Bernburg, Jan Erik Schulte von der Gedenkstätte Hadamar und die frühere Bundesgesundheitsministerin und ehemalige Vizepräsidentin des Deutschen Bundestags Ulla Schmidt, die die Bundesvereinigung Lebenshilfe vertrat.

Wolfgang Benz zeigte an jenem Tag im Ausschuss nicht nur die Dimension dieser Verbrechen auf, sondern betonte auch, dass diese den Beginn einer Bevölkerungspolitik durch systematischen Massenmord darstellten: Die Erfahrungen und das Personal der „Aktion T4" seien bereits wenig später, im Jahr 1942, in den Vernichtungslagern Bełżec, Sobibór und Treblinka auf polnischem Gebiet bei der „Endlösung der Judenfrage" eingesetzt worden. Ausführlich erläuterte er anhand vieler Beispiele, wie sich die Akteurinnen und Akteure dieser Programme im zivilen Leben nach 1945 wieder sehr gut einrichten konnten und als Lehrstuhlinhaber oder Institutsleiter in der Bundesrepublik hochdekoriert wurden.

Auch die Berichterstattenden aller Fraktionen in diesem Ausschuss betonten, dass es keinen einzigen Grund gebe, die Opfer von „Euthanasie" und Zwangssterilisation nicht als Opfer des Nationalsozialismus anzuerkennen, und dass ihre Schicksale nun verstärkt ins öffentliche Bewusstsein gerückt und in der historischen Aufarbeitung berücksichtigt werden müssten. Die CDU-Abgeordnete Annette Widmann-Mauz aus Tübingen brachte es auf den Punkt, als sie die Verbrechen als eines der „beschämendsten Kapitel in der deutschen Geschichte" bezeichnete.

Es ist also mehr als wünschenswert, dass die Vereinbarungen des Koalitionsvertrages, die Opfer der „Euthanasiemorde" und Zwangssterilisation offiziell als Opfer des Nationalsozialismus anzuerkennen, endlich auch umgesetzt werden. Und ein nationaler Gedenktag, wie ihn etwa Vertreterinnen und Vertreter der Münchner Stadtgesellschaft mit der „Hartheim-Deklaration" schon seit Jahren fordern, könnte helfen, diese Verbrechen nicht zu vergessen.[139]

Gedenken im Zentrum für Psychiatrie Reichenau

Das heutige Zentrum für Psychiatrie Reichenau (ZfP) war als Heil- und Pflegeanstalt bei Konstanz in den Jahren 1940/41 Ort der Deportationen im Rahmen der zentralen „Euthanasie“. Hier wurden für die „Aktion T4“ insgesamt elf Transporte zusammengestellt. Verwendet wurden für die Fahrt rote Reichspost-Busse, die später einen grauen Tarnanstrich erhielten. Mit sieben dieser Transporte gelangten die Opfer in das als reine Tötungsanstalt fungierende Grafeneck auf der Schwäbischen Alb. Nachdem der Tötungs-

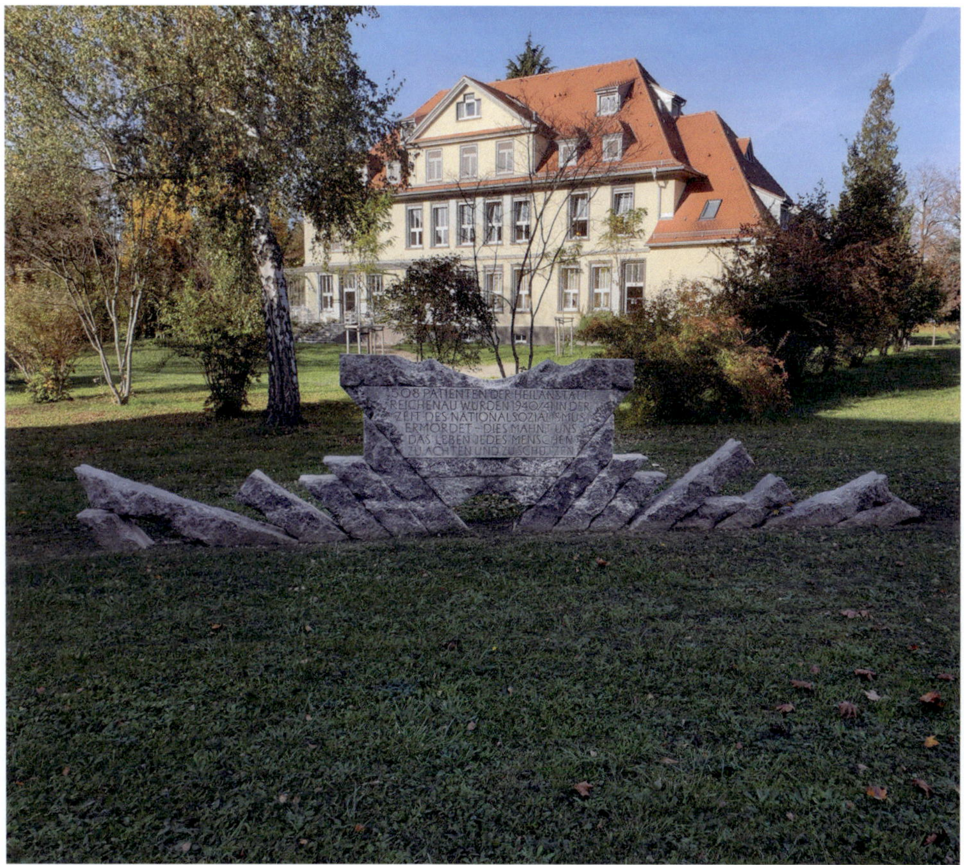

Gedenkstätte auf dem Gelände des Zentrums für Psychiatrie Reichenau

betrieb dort Anfang Dezember 1940 eingestellt worden war, gingen vier weitere Transporte in die Tötungsanstalt Hadamar in Hessen. Unmittelbar nach Abfahrt des letzten Busses wurde die Heil- und Pflegeanstalt bei Konstanz im Februar 1941 aufgelöst. Die Straße, über die die grauen Busse damals aus der Heilanstalt rollten, ist bereits seit 1975 nach Heinrich Feurstein (1877–1942) benannt. Der Stadtpfarrer von Donaueschingen hatte während seiner Neujahrspredigt 1942 die Tötung von unheilbar Kranken angeprangert und war danach – anders als der sehr prominente Bischof Clemens August Graf von Galen – verhaftet und in das KZ Dachau gebracht worden. Dort starb er am 2. August 1942.[140]

Bereits 1988 schuf der Konstanzer Künstler Alexander Gebauer im Auftrag des ZfP das von den Mitarbeitenden geplante und finanzierte Mahnmal für die Opfer der NS-„Euthanasie". Eine ruinenartige Mauer, deren Granitsteine dominoartig auseinanderfallen, spannt sich diagonal über die Grünfläche. In der Mitte befindet sich die Gedenktafel: „508 Patienten der Heilanstalt Reichenau wurden 1940/41 in der Zeit des Nationalsozialismus ermordet – Dies mahnt uns das Leben jedes Menschen zu achten und zu schützen." Die Dreiecksform des Zentralelements mit der Gedenktafel soll dabei an das Häftlingskennzeichen der Konzentrationslager in der NS-Zeit erinnern. Von dem Gedenken an die unsäglichen Gräuel der NS-„Euthanasie" soll nach Ansicht des Künstlers eine „Druckwelle" ausgehen, die „beidseitig bis in die Gegenwart, bis in den aktuellen Straßenraum hineinreicht".[141]
Alljährlich im Januar gedenken an diesem Mahnmal Bewohner, Patientinnen und Mitarbeitende des ZfP Reichenau dieser 508 Frauen, Männer und Kinder.

Von Oktober 2014 bis Mai 2015 stand zudem ein zum Gedenk-Symbol der NS-„Euthanasie"-Aktion gewordener Grauer Bus im ZfP. Dabei handelt es sich um einen der zwei Grauen Busse des von Horst Hoheisel und Andreas Knitz für das Zentrum für Psychiatrie Weissenau geschaffenen Mahnmals. Der zweite der fast neun Meter langen in Beton gegossenen Busse – sie sind den Gekrat-Bussen, also den grau gestrichenen NS-Krankentransportbussen, nachempfunden – steht fest installiert seit dem Jahr 2007 in der historischen Pforte der ehemaligen Heilanstalt Weissenau: Eingemeißelt im Inneren ist die überlieferte Frage eines der Opfer vor dem Abtransport: „Wohin bringt ihr uns?"

Der andere Graue Bus fungiert dagegen als mobiles Denkmal. Er soll die Erinnerung an die „Euthanasie"-Morde weitertransportieren und stand bereits an vielen Orten, sowohl der Opfer als auch der Täter – und 2014/15 auch über ein halbes Jahr lang vor Haus 1 im ZfP Reichenau. Eine Vielzahl von Begleitveranstaltungen erinnerte in dieser Zeit an die Frauen, Männer und Kinder, die in den Gekrat-Bussen in die Tötungsanstalten deportiert worden waren. Als der Bus wieder abtransportiert wurde, führten Patientinnen und Mitarbeiter des ZfP Reichenau gemeinsam mit Schülerinnen, Schülern und Lehrpersonen des Humboldt-Gymnasiums Konstanz sowie Interessierten aus der Umgebung das Theaterstück *Was bleibt?* auf. Die Fläche, auf der der Graue Bus stand, ist seither durch dessen Umrisse gekennzeichnet; eine kleine in den Boden eingelassene Tafel erinnert daran.

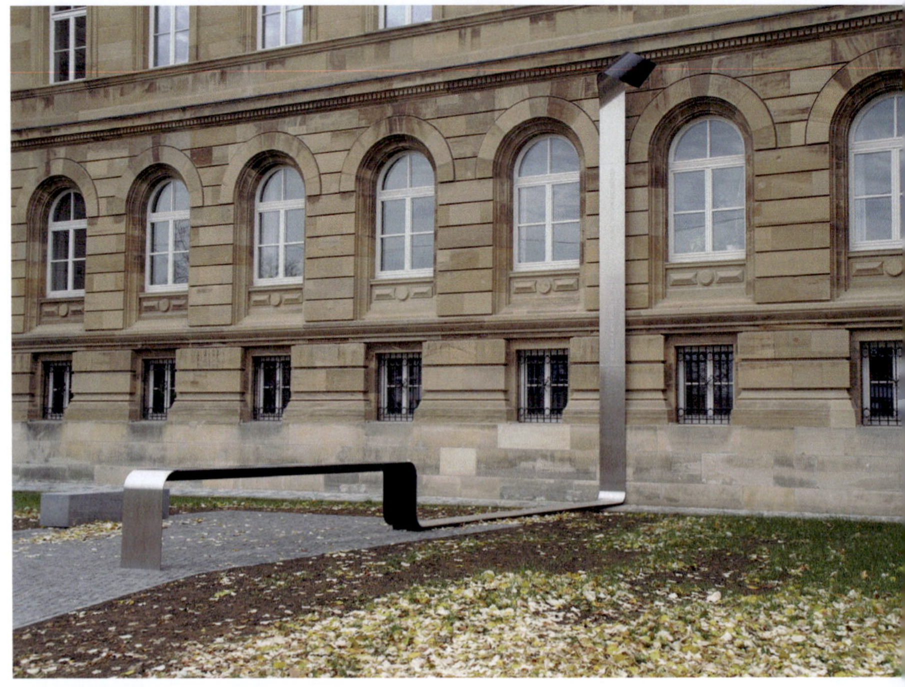

Gedenkzeichen vor dem Landgericht Ulm, dem Sitz des Erbgesundheitsgerichts

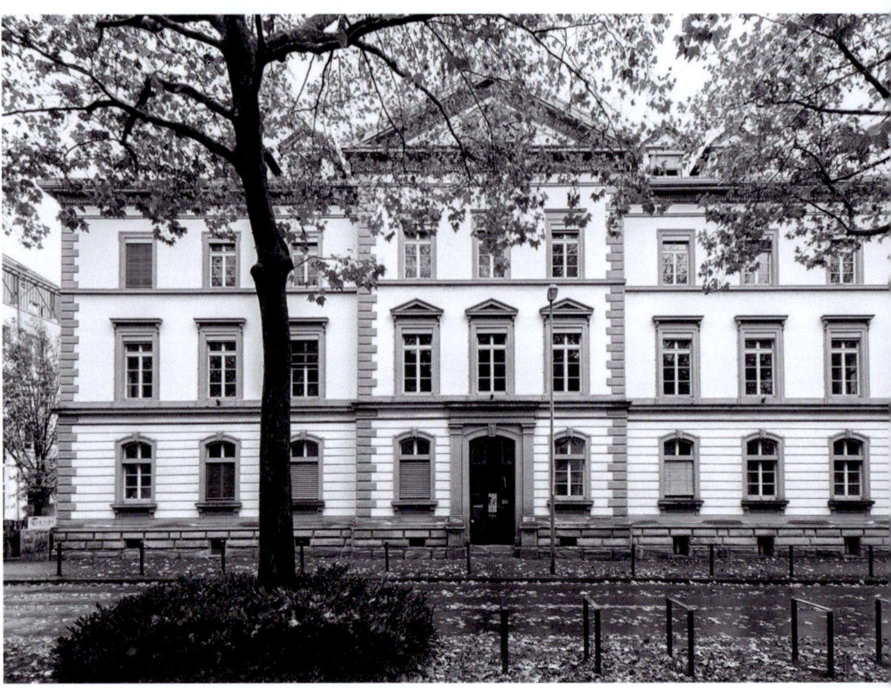

Fehlendes Gedenken am Amtsgericht Konstanz

Fehlendes Gedenken in der Stadt Konstanz

Während in Tübingen seit dem Jahr 2016 der „Geschichtspfad zum Nationalsozialismus“ mit einer Info-Stele vor der Nervenklinik an die dort vorgenommenen Zwangssterilisationen erinnert und in Ulm im Oktober 2019 vor dem Landgericht eine Gedenkstätte für Zwangssterilisierte und die Opfer der „Euthanasie“-Morde errichtet wurde, findet sich in Konstanz an keinem der früheren Tatorte der Zwangssterilisationen – weder am Amtsgericht noch am Sitz des früheren Gesundheitsamtes auf der Marktstätte, weder an der früheren Frauenklinik in der Friedrichstraße noch am Klinikum – ein Hinweis auf die dort verübten Verbrechen.

Auch gibt es keinerlei Gedenkstätte für die Konstanzer „Euthanasie“-Opfer. Das Massengrab auf dem Hauptfriedhof kann kaum als Denkmal für sie bezeichnet werden: Hierbei handelt es sich um jenes 1984 angelegte Massengrab, in dem die im Herbst 1982 im Keller des Konstanzer Krematoriums „aufgefundenen“ Urnen bestattet wurden (→ „Die ‚vergessenen‘ Konstanzer Urnen“, S. 134). Überwiegend stammen die dort bestatteten Menschen – die nicht alle „Euthanasie“-Verbrechen zum Opfer fielen – aus ganz Süddeutschland und Vorarlberg. Welche Schicksale sich unter den hufeisenförmig angelegten Bodenplatten des Urnengrabes verbergen, ist nicht erkennbar: auf eine Informationstafel wurde völlig verzichtet. Auch finden sich, wenn die Angehörigen 1984 einer Namensnennung nicht zugestimmt hatten, auf einigen der Grabplatten lediglich Initialen wie „K.A.“ oder „S.A.“.

Es wäre an der Zeit, den weit über 319 Konstanzer Opfern der Zwangssterilisationen und „Euthanasie“-Verbrechen ein würdiges Denkmal zu setzen.

DER LANGE WEG – EIN PERSÖNLICHES NACHWORT

Von Roland Didra

Für meine Großmutter
Emma Wippler
geboren am 5. Juni 1882 in Rehetobel bei St. Gallen
vergast am 27. Juni 1940 in Grafeneck

Ein gekiester Weg, der durch den Konstanzer Hauptfriedhof hinauf zu den Gräbern führt, die in Richtung Bismarckturm liegen. Ein etwa zehnjähriger Junge an der Hand seiner Mutter, unterwegs zum Grab des Großvaters. Wie immer zum Wechsel der Jahreszeiten soll es mit neuen Blumen bepflanzt werden. Der Junge geht zur nahegelegenen Zisterne, um Wasser für die frischen Pflanzen zu holen; er ist stolz, der Mutter helfen zu können. Dann ein stummes Gebet. Und die unvermeidliche Frage des Jungen, warum hier nur der Name des Großvaters stehe, wo denn die Großmutter liege. Und die ausweichende Antwort: Dass das damals eben eine schlimme Zeit gewesen sei und er das noch nicht verstehen könne. Der Junge war ich, und da man als Kind spürt, wenn man nicht weiterfragen darf, hörte ich irgendwann auf damit. Es dauerte Jahrzehnte, bis ich erfuhr, was mit meiner Großmutter geschehen war.

Im Jahr 1953 geboren, war ich wohlbehütet in einer Konstanzer Familie aufgewachsen. Auch bei uns hatte es während des Nationalsozialismus Täter und Opfer gegeben. Das war aber nie Gegenstand von Gesprächen. Und schon gar nicht sprachen wir über „Euthanasie"-Verbrechen. Erstmals Thema wurde meine Großmutter 1983, als die Kriminalpolizei im Zusammenhang mit den rund 200 Urnen im Krematoriumskeller des Konstanzer Hauptfriedhofs gegen unbekannt ermittelte (→ S. 134). Es kann sein, dass ich damals bereits erfuhr, dass die Urne meiner Großmutter im Grab meines Großvaters lag. Doch da wohnte ich längst nicht mehr zu Hause und hatte – es war die Hoch-Zeit der Friedenbewegung – in meinem Leben andere Schwerpunkte. Anfang der 1990er Jahre – mein Vater war inzwischen gestorben – führte ich dann viele Gespräche mit meiner Mutter, in denen sie von früher erzählte.

Sie war erst acht Jahre alt gewesen, als ihre Mutter im Juli 1929 in die Heil- und Pflegeanstalt bei Konstanz eingewiesen worden war. Damals hatte sie nicht verstanden, was da vor sich ging, und der Vater hatte ihr nur erklärt, dass die Mutter mit der vielen Arbeit und der Erziehung der fünf Kinder überfordert gewesen sei. Die Ärzte nannten ihre Krankheit Schizophrenie, eine Diagnose, die ihr und Abertausenden weiteren Patienten und Patientinnen später zum tödlichen Verhängnis wurde. Um die Kinder und den Haushalt kümmerte sich von da an eine von Amts wegen bestellte Haushälterin. Immer wieder erzählte meine Mutter, wie traumatisch es für sie gewesen sei, ohne ihre Mutter aufzuwachsen. Da seien zwar der liebevolle Vater und die Geschwister gewesen, aber sie habe sich verlassen gefühlt und die Nähe und Wärme der Mutter vermisst. Damals waren ihr ja nur die sonntäglichen Besuche in der Anstalt geblieben.

Und dann begann am 1. September 1939 der Zweite Weltkrieg. Meine Mutter wurde zum Reichsarbeitsdienst herangezogen, den sie auf verschiedenen Bauernhöfen in der Region um Heiligenberg ableistete. Als sie im Sommer 1940 wieder einmal die Familie in Konstanz besuchte, teilte der Vater ihr mit, dass die Mutter im weit entfernten Hartheim bei Linz an der Donau verstorben sei. Wann, warum und wie sie dort hingekommen war, dazu hatte er keine Erklärung bekommen. In dem Brief aus Hartheim wurde als Todesursache ein akutes Magengeschwür mit unstillbarer Magenblutung und als Todestag der 19. Juli 1940 angegeben. Alles gelogen, wie sich später herausstellte.

Mein Großvater hatte damals ihre Urne angefordert, sie dann aber in einem namenlosen Urnengrab beigesetzt. Vielleicht spielte dabei die Scham eine Rolle, mit einer psychisch Kranken in Verbindung gebracht zu werden, vielleicht wollte er aber auch vermeiden, dass seine Kinder in den Fokus der Konstanzer Behörden gerieten, denn nach dem „Gesetz zur Verhütung erbkranken Nachwuchses“ drohte auch ihnen die Zwangssterilisierung. Eine sehr berechtigte Angst also. Nach dem Krieg ließ meine Mutter die Urne ihrer Mutter dann ins Grab ihres Vaters umbetten. Sie lag also bereits neben meinem Großvater, als ich als Zehnjähriger dessen Grab richten half. Nur ihr Name war nicht angebracht worden. Wie schwer muss es für meine Mutter gewesen sein, mit dem Stigma einer Geisteskrankheit in der Familie zu leben. Zumal die Eltern ihres Mannes stramme Nazis gewesen waren.

Im Jahr 1996 erfuhr ich dann mehr oder weniger durch Zufall, dass längst vernichtet geglaubte Akten zu den sogenannten Euthanasiemorden nach dem Mauerfall im ehemaligen „NS-Archiv" des Ministeriums für Staatssicherheit der DDR aufgefunden worden waren. War dies die Chance, etwas über die Hintergründe des Todes meiner Großmutter zu erfahren? Ich wollte mehr wissen und fragte schriftlich im Bundesarchiv Berlin nach. Dort wurde mir mitgeteilt, dass unzählige Akten vorlägen, es aber noch Jahre dauern könne, bis alles durchforstet und katalogisiert sei, und selbst dann wäre nicht sicher, ob sich die Akte meiner Großmutter darunter befände. Ich blieb hartnäckig, fragte immer wieder telefonisch nach dem Stand der Dinge – bis mir 1998 mitgeteilt wurde, dass die Krankenakte von Emma Wippler aufgefunden worden sei, mit dem gesamten Krankheitsverlauf. Ich erinnere mich noch genau, wie ich die Kopien der Akte ein paar Wochen später endlich in Händen hielt. Da lagen sie vor mir, die langen Jahre, die meine Großmutter in der Heil- und Pflegeanstalt bei Konstanz verbringen musste, dokumentiert auf akribisch beschriebenen Blättern, teils in Sütterlin. Gemeinsam mit meiner Mutter entzifferte ich, was Ärzte und Pflegerinnen jahrelang notiert hatten. Eine sehr schwere Zeit für meine Mutter, die alten Wunden rissen auf.

Damals hatte ich mir bereits das 1993 erschienene Buch von Heinz Faulstich *Von der Irrenfürsorge zur „Euthanasie"* besorgt und im Staatsarchiv Freiburg eine weitere Patientenakte meiner Großmutter eingesehen. Sie besteht nur aus wenigen Seiten und endet mit den lapidaren Worten: „27.6.40 / 9 Uhr nach Zwiefalten verlegt". Dank all dieser Informationen und Unterlagen fügten sich nun die Teile des Puzzles zusammen. Nach so vielen Jahren der Ungewissheit über das Schicksal meiner Großmutter las ich endlich die grausame Wahrheit: Sie starb weder am 19. Juli 1940 in Hartheim an einer Magenblutung, noch wurde sie am 27. Juni 1940 aus der Konstanzer Anstalt nach Zwiefalten verlegt: Emma Wippler war am 27. Juni 1940 in der Tötungsanstalt Grafeneck vergast worden.

Ich war längst Mitglied der Vereinigung der Verfolgten des Naziregimes – Bund der Antifaschisten Konstanz-Singen, als wir im Jahr 2005 die Initiative „Stolpersteine für Konstanz – Gegen Vergessen und Intoleranz" gründeten. Von Thomas Stöckle, dem Leiter der Gedenkstätte Grafeneck, erhielten wir damals zwei Namenslisten: eine mit den Konstanzer Grafeneck-Opfern und eine weitaus umfangreichere Liste derer, die aus anderen süddeutschen Städten stammten und als Patienten und Patientinnen der Konstanzer Anstalt in Grafeneck vergast worden waren. Hunderte und

Aberhunderte Namen, die mich stumm und sprachlos machten. Hinter jedem Namen ein Menschenleben, ein erschütterndes Schicksal, ein Opfer der Mordmaschinerie des Hitler-Faschismus.

Damals begann ich mit den Recherchen zu den Schicksalen dieser sogenannten T4-Opfer, eine Aufgabe, die mich bis heute nicht loslässt. Im Laufe dieser Arbeit wurde mir allerdings klar, dass die Begriffe „Krankenmorde" oder „Behindertenmorde" für die T4-Verbrechen viel zu kurz greifen. Denn die Bandbreite der Opfer ist weitaus größer: Nicht nur Menschen mit körperlichen oder geistigen Behinderungen fielen darunter, sondern auch Homosexuelle, Regimegegner, Männer und Frauen, die an Epilepsie litten, sogenannte schwer erziehbare Kinder und Jugendliche, selbstbewusste Frauen, die aus der ihnen zugeschriebenen Rolle fielen, Freigeister, traumatisierte Teilnehmer des Ersten Weltkriegs, Menschen, die unter Depressionen litten. Fast niemand war sicher vor diesem Schicksal, es konnte alle treffen, die dem Regime nicht passten.

Trotzdem laufe ich bei meinen Recherchen manchmal heute noch gegen eine Mauer des Schweigens. Nachkommen von Opfern können oder wollen sich nicht erinnern – manche aus Desinteresse, andere aber auch aus Scham darüber, mit psychischen Erkrankungen in Verbindung gebracht zu werden. Einmal wurde ich geradezu angefleht, nicht weiterzurecherchieren und bitte auch keinen Stolperstein zu verlegen. Selbstverständlich habe ich das beherzigt. Zum Glück treffe ich aber viel öfter auf das genaue Gegenteil: auf Nachkommen von Opfern, die ungemein dankbar sind, dass nach all den Jahrzehnten des Vergessens und Verschweigens die Schicksale endlich ans Licht kommen. Der Stolperstein wird für sie zu einer Ruhestätte des verlorenen Familienmitglieds, zu einem Ort des Gedenkens.

Es gelingt heute nicht mehr so oft, Angehörige, Nachkommen oder gar Zeitzeugen zu finden. Wenn aber doch, dann ergeben sich immer wieder bewegende Momente. Einmal, es war im Jahr 2008, recherchierte ich über das Schicksal eines vierjährigen Jungen. Aus den wenigen Unterlagen, die ich zu ihm finden konnte, ging hervor, dass er zwei Jahre im katholisch geführten St. Josefshaus in Herten untergebracht war, auch heute noch ein Heim für Menschen mit Behinderungen. Ich telefonierte daraufhin mit einer Ordensschwester, die sich um das dortige Archiv kümmert. Dabei erfuhr ich, dass noch eine hochbetagte Ordensschwester im Kloster Hegne lebte. Ich besuchte die 96-Jährige daraufhin in ihrem kleinen Zimmerchen. Behutsam trug ich mein Anliegen vor und fragte, ob sie sich noch an ihre Zeit in

Herten und vielleicht sogar an den kleinen Benno Bosch erinnern könne. Da veränderte sich mit einem Schlag ihr Gesichtsausdruck, sie war plötzlich hellwach – und sagte den Satz, den ich nie mehr vergessen werde: „Die haben mir meine Kinder weggenommen." Und dann erzählte sie mir, was sich tief in ihr Gedächtnis eingebrannt hatte. Zwar konnte sie sich nicht mehr an Benno erinnern, sie wusste aber noch sehr genau, wie sich damals das Heim nach und nach leerte. Dass in fünf Transporten in der zweiten Jahreshälfte 1940 345 Menschen, hauptsächlich Kinder, über Zwiefalten nach Grafeneck gebracht und dort vergast worden waren. Als ich ihr von der Initiative Stolpersteine berichtete und sagte, dass wir einen Stein für den kleinen Benno verlegen wollten, sagte sie: „Man darf nie aufhören, daran zu erinnern, oder gar einen Schlussstrich ziehen, sondern muss mahnen und wachsam bleiben." Ich fand das eine beeindruckende Aussage der Ordensschwester. Die Verlegung des Stolpersteins im Jahr 2009 erlebte sie leider nicht mehr mit, da sie kurz zuvor gestorben war.

Ein paar Jahre später recherchierte ich erneut zu einem Konstanzer Jungen, der aus Herten nach Grafeneck transportiert worden war: dem kleinen Karl Egon Fuchs. Wieder hatte ich nur ganz wenige Unterlagen, um das Leben des Achtjährigen zu rekonstruieren. Wie bei jeder Recherche begab ich mich zu dem Haus, in dem das Opfer vor seiner Einweisung in die Anstalt zuletzt gelebt hatte, um den genauen Platz für den Stolperstein festzulegen. Es war ein Mehrfamilienhaus in der Hindenburgstraße. Da entdeckte ich unter den vielen Namen auf dem Klingelschild plötzlich erstaunt den Namen Fuchs. Ich klingelte. Der Türöffner wurde betätigt, und ich ging die Treppen hinauf ins vierte Stockwerk. Dort stand eine alte Dame im Türrahmen. Ich stellte mich vor und fragte, ob sie zufällig etwas zu dem Namen Karl Egon Fuchs sagen könne. „Der Karle war mein Schwager", antwortete sie prompt und bat mich herein. Eine Zeitreise. Die Wohnung war blitzblank, aber von der Einrichtung her wie aus der Zeit gefallen. Frau Fuchs lebte dort seit fast acht Jahrzehnten. Sie hatte in die Familie eingeheiratet und war hier eingezogen, kurz nachdem ihr damals fünfjähriger kleiner Schwager Karl Egon nach Herten gebracht worden war. Sie kannte ihn nur aus Erzählungen, wusste aber, dass er nie richtig sprechen gelernt hatte und von seiner Mutter liebevoll „Karlemännle" genannt worden war. Die Stolpersteinverlegung am 13. September 2015 war sehr bewegend. Viele Verwandte von nah und fern kamen, um gemeinsam des Jungen zu gedenken – niemand von ihnen hatte bis dato etwas von seinem grausamen Schicksal gewusst.

Auch für meine Mutter und ihre Schwester wurde der Stolperstein, den wir für ihre ermordete Mutter Emma verlegten – am 17. März 2008, 68 Jahre nach deren Tod – ein wichtiger Ort der Erinnerung. Eine kleine, bescheidene, aber hell glänzende Grabstätte in der Kanzleistraße, mit Namen und Schicksal versehen. Und meine Frage nach dem Grab meiner Großmutter, die ich als kleiner Junge beim Friedhofsbesuch stellte, war damit für immer beantwortet. Ein Besuch der heutigen Gedenkstätte Grafeneck gemeinsam mit meiner Mutter und meiner Tante ließ die Vergangenheit nochmals wach werden. Ich bewunderte die beiden hochbetagten Frauen für ihren Mut, sich am Ort des grausamen Geschehens mit der Vergasung ihrer Mutter zu konfrontieren. Das war ein sehr bewegender Moment.

Das Buch *Von der Irrenfürsorge zur „Euthanasie“* war für meine Recherchen die ganze Zeit über eine wichtige Quelle gewesen. Im Januar 2006 lernte ich den Autor Heinz Faulstich sogar persönlich kennen. Ich rief ihn an, um ihm von der Gründung der Stolperstein-Initiative in Konstanz zu berichten und um ihn zu fragen, ob er sich nicht daran beteiligen wolle. Er klang sehr interessiert und lud mich zu sich in die Säntisstraße ein. Ich war sofort fasziniert von seiner klaren Sprache und seiner bescheidenen Art, und es entwickelte sich ein langes Gespräch, auch über meine Nachforschungen zu meiner Großmutter. Aus gesundheitlichen Gründen mochte er sich nicht mehr in der Initiative engagieren, er war zu diesem Zeitpunkt fast 80 Jahre alt. Er gab mir jedoch viele für meine weiteren Recherchen wichtige Tipps. Bei der Entstehung dieses Gedenkbuchs haben Sabine Bade und ich oft an ihn gedacht und es ungemein bedauert, dass wir uns nicht mehr mit ihm austauschen konnten.

Vielleicht gibt dieses Buch nun aber den Anstoß, die Recherchearbeit fortzuführen. Vielleicht verleitet unsere Opferliste der NS-Zwangssterilisierten sogar jemanden zu der Annahme, dass einer der aufgeführten Namen etwas mit der eigenen Familiengeschichte zu tun haben könnte. Wir teilen unser Wissen gern.

Roland Didra, im Dezember 2023

ANHANG

Anmerkungen

[1] Faulstich, Heinz: Von der Irrenfürsorge zur „Euthanasie“. Geschichte der badischen Psychiatrie bis 1945, Freiburg 1993.
[2] Faulstich, Heinz: Hungersterben in der Psychiatrie 1914–1949, Freiburg 1998.
[3] https://stolpersteine-konstanz.de
[4] www.stolpersteine.eu
[5] Landesarchiv Baden-Württemberg, Staatsarchiv Freiburg B 132/1. Dieser 2178 Faszikel umfassende Bestand beinhaltet auch Akten der Erbgesundheitsgerichte Bruchsal, Donaueschingen, Emmendingen, Freiburg, Karlsruhe, Offenburg und Rottweil.
[6] Die vorher im Gesundheitsamt Konstanz befindlichen Akten wurden dem Staatsarchiv Freiburg im Mai/Juni 1982 übergeben.
[7] Landesarchiv Baden-Württemberg, Generallandesarchiv Karlsruhe 539 Nr. 4541
[8] www.bundesarchiv.de/DE/Content/Pressemitteilungen/nennung-opfernamen-euthanasie.html (Abruf am 13.11.2023)
[9] vgl. Kepplinger, Brigitte: Die „Hartheimer Statistik“, in: Kepplinger, Brigitte / Marckhgott, Gerhart / Reese, Hartmut (Hg.): Tötungsanstalt Hartheim, Linz 2013, S. 117–130
[10] Faulstich, Heinz: Hungersterben in der Psychiatrie 1914–1949, Freiburg 1998, S. 101
[11] RGBl. I, S. 529
[12] Reichsanzeiger 1933, Nr. 172, zitiert nach: Gütt, Arthur / Rüdin, Ernst / Ruttke, Falk: Zur Verhütung erbkranken Nachwuchses. Gesetz und Erläuterungen, München 1934, S. 60
[13] Rundfunkansprache im „Deutschen Kurzwellensender“ von Ministerialrat Arthur Gütt über das „Gesetz zur Verhütung erbkranken Nachwuchses“ vom 26. Juli 1933: www.swr.de/swr2/wissen/archivradio/ministerialrat-arthur-guett-ueber-zwangssterilisation-100.html (Abruf am 13.11.2023)
[14] Gütt, Arthur / Rüdin, Ernst / Ruttke, Falk: Zur Verhütung erbkranken Nachwuchses. Gesetz und Erläuterungen, München 1934
[15] vgl. Faulstich, Heinz: Von der Irrenfürsorge zur „Euthanasie“. Geschichte der badischen Psychiatrie bis 1945, Freiburg 1993, S. 187
[16] Faulstich, Heinz: Hungersterben in der Psychiatrie 1914–1949, Freiburg 1998, S. 103
[17] 1937 wurde die Zahl der Erbgesundheitsgerichte deutlich reduziert, die EGG Emmendingen, Rastatt, Stockach, Wertheim und Wiesloch geschlossen. 1938 stellten auch die EGG Achern, Bruchsal, Donaueschingen und Lörrach ihre Arbeit ein.
[18] Ob in den ersten Monaten des Jahres 1945 noch Verfahren vor dem EGG Konstanz stattfanden, ist auf Basis der verbliebenen Gerichtsakten nicht fest-

stellbar. Die siebente Verordnung zur Ausführung des Gesetzes zur Verhütung erbkranken Nachwuchses schaffte zumindest die Erbgesundheitsobergerichte unter Beendigung der dort anhängigen Verfahren bei Rechtskrafterlangung der erstinstanzlichen Entscheidung ab, vgl. Grün, Bernd / Hofer, Hans-Georg / Leven, Karl-Heinz (Hg.): Medizin und Nationalsozialismus. Die Freiburger Medizinische Fakultät und das Klinikum in der Weimarer Republik und im „Dritten Reich", Frankfurt/Main 2002, S. 17

19 Die auch in neueren Veröffentlichungen vielfach wiederholte Behauptung, dass Baden eine Spitzenstellung bei der Umsetzung des GzVeN im Deutschen Reich eingenommen habe, geht auf einen Irrtum von Gisela Bock in deren Habilitationsschrift zurück (Bock, Gisela: Zwangssterilisation im Nationalsozialismus. Studien zur Rassenpolitik und Geschlechterpolitik, Münster 2010, erstveröffentlicht 1986). Sie legte dabei zum einen die überdurchschnitlich hohe Zahl an Sterilisationsanträgen im Jahr 1934 in Baden zugrunde und rechnete diese auch für die Folgejahre hoch. Zum anderen stützte sie ihre Aussage auf Daten der französischen Besatzungsbehörde (Tableau VII „Nombre de Stérilisation (1934–1944)" in: Sutter, Jean: L'eugénique, Paris 1950, S. 140) und übersah dabei, dass nur die Hälfte der ausgewerteten Bezirke in Baden liegt, die restlichen jedoch in Württemberg. Richter wies auf diesen Irrtum Bocks bereits früh hin, vgl. Richter, Gabriel (Hg.): Die Fahrt ins Graue(n). Die Heil- und Pflegeanstalt Emmendingen 1933–1945 – und danach, Emmendingen 2005, S. 60f. Link legte dazu detaillierte Berechnungen vor, vgl. Link, Günther: Zwangssterilisationen und Zwangsabtreibungen an der Universitätsfrauenklinik Freiburg im Nationalsozialismus, in: Grün, Bernd / Hofer, Hans-Georg / Leven, Karl-Heinz (Hg.): Medizin und Nationalsozialismus. Die Freiburger Medizinische Fakultät und das Klinikum in der Weimarer Republik und im „Dritten Reich", Frankfurt/ Main 2002, S. 314

20 vgl. Faulstich, Heinz: Von der Irrenfürsorge zur „Euthanasie". Geschichte der badischen Psychiatrie bis 1945, Freiburg 1993, S. 200

21 Gesetz zur Vereinheitlichung des Gesundheitswesens vom 3. Juli 1934, RGBl. I, S. 531

22 Bodensee-Rundschau vom 10. Juli 1935

23 vgl. Klöckler, Jürgen: Ferdinand Rechberg – Biographische Anmerkungen zum Leiter des Konstanzer Gesundheitsamtes bis 1945 und nachmaligen Direktor des Psychiatrischen Landeskrankenhauses Reichenau, in: Seelos, Hans-Jürgen / Hoffmann, Klaus (Hg.): 100 Jahre Eröffnung des heutigen Zentrums für Psychiatrie Reichenau, Köln 2013, S. 149

24 Faulstich, Heinz: Von der Irrenfürsorge zur „Euthanasie". Geschichte der badischen Psychiatrie bis 1945, Freiburg 1993, S. 193

25 zitiert nach: Klöckler, Jürgen: Ferdinand Rechberg – Biographische Anmerkungen zum Leiter des Konstanzer Gesundheitsamtes bis 1945 und nachmaligen

Direktor des Psychiatrischen Landeskrankenhauses Reichenau, in: Seelos, Hans-Jürgen / Hoffmann, Klaus (Hg.): 100 Jahre Eröffnung des heutigen Zentrums für Psychiatrie Reichenau. Köln 2013, S. 152

[26] vgl. Rosbach, Ralf: Das heutige Zentrum für Psychiatrie (ZfP) Reichenau von der Wiedereröffnung im Jahr 1949 bis zur Rechtsformänderung 1996, in: Seelos, Hans-Jürgen / Hoffmann, Klaus (Hg.): 100 Jahre Eröffnung des heutigen Zentrums für Psychiatrie Reichenau, Köln 2013, S. 155-203. Rosbach beschreibt die Etappen der Entnazifizierung Rechbergs. Auch dass die französische Militärregierung seine Rehabilitierung bis 1949 zu verhindern versuchte, da sie ihn für schuldig hielt, Sterilisationen aus rassistischen Gründen betrieben zu haben.

[27] zitiert nach ebd., S. 164f.

[28] zitiert nach: Klöckler, Jürgen: Ferdinand Rechberg – Biographische Anmerkungen zum Leiter des Konstanzer Gesundheitsamtes bis 1945 und nachmaligen Direktor des Psychiatrischen Landeskrankenhauses Reichenau, in: Seelos, Hans-Jürgen / Hoffmann, Klaus (Hg.): 100 Jahre Eröffnung des heutigen Zentrums für Psychiatrie Reichenau. Köln 2013, S. 154

[29] Faulstich, Heinz: Von der Irrenfürsorge zur „Euthanasie“. Geschichte der badischen Psychiatrie bis 1945, Freiburg 1993, S. 182

[30] ebd., S. 184

[31] vgl. Nachlass Heinz Faulstich, Zentrum für Psychiatrie Reichenau

[32] Faulstich, Heinz: Von der Irrenfürsorge zur „Euthanasie“. Geschichte der badischen Psychiatrie bis 1945, Freiburg 1993, S. 184

[33] vgl. ebd., S. 197

[34] vgl. Faulstich, Heinz: NS-Psychiatrie in der Heil- und Pflegeanstalt bei Konstanz, in: Seelos, Hans-Jürgen / Hoffmann, Klaus (Hg.): 100 Jahre Eröffnung des heutigen Zentrums für Psychiatrie Reichenau, Köln 2013, S. 79

[35] vgl. ebd., S. 79–89

[36] vgl. ebd., S.111

[37] vgl. Richter, Gabriel: Dr. med. Arthur Kuhn – Eine Annäherung, in: Richter, Gabriel (Hg.): Die Fahrt ins Graue(n). Die Heil- und Pflegeanstalt Emmendingen 1933–1945 – und danach, Emmendingen 2005, S. 146–174

[38] vgl. Poitrot, Robert: Die Ermordeten waren schuldig? Amtliche Dokumente der Direction de la Santé Publique der französischen Militärregierung, Baden-Baden 2. Aufl. 1949 (1947)

[39] vgl. ebd., S. 78–89

[40] Kislau war sowohl Standort einer Landesarbeitsanstalt („Arbeitshaus“) – in die als „asozial“ abgestempelte Menschen und u. a. auch jene „Bettler und Vagabunden“ eingeliefert wurden, die im Zuge der von Goebbels im September 1933 angeordneten sogenannten Bettler-Razzia verhaftet wurden – als auch Standort des ersten badischen Konzentrationslagers. Nach der Auflösung des KZ im Jahr 1939 bestand in Kislau auch eine Strafanstalt für vorwiegend politische Häftlinge. Zukünftig soll in Kislau der gleichnamige Lernort eingerichtet werden: https://lernort-kislau.de (Abruf am 13.11.2023)

[41] Trapp, Werner: Konstanz in der Zeit des Nationalsozialismus, in: Burchardt, Lothar / Schott, Dieter / Trapp, Werner: Geschichte der Stadt Konstanz, Band 5: Konstanz im 20. Jahrhundert. Die Jahre 1914 bis 1945, Konstanz 1990, S. 246

[42] vgl. Gütt, Arthur / Rüdin, Ernst / Ruttke, Falk: Zur Verhütung erbkranken Nachwuchses. Gesetz und Erläuterungen, München 1934, S. 94ff.

[43] ebd., S. 95

[44] Abgedruckt in Gütt, Arthur / Rüdin, Ernst / Ruttke, Falk: Zur Verhütung erbkranken Nachwuchses. Gesetz und Erläuterungen, München 1934, S. 76–78

[45] Deutsche Bodensee-Zeitung vom 23. Juni 1934

[46] vgl. Bock, Gisela: Zwangssterilisation im Nationalsozialismus. Studien zur Rassenpolitik und Geschlechterpolitik, Münster 2010, S. 426

[47] vgl. ebd., S. 425

[48] Faulstich, Heinz: Von der Irrenfürsorge zur „Euthanasie". Geschichte der badischen Psychiatrie bis 1945, Freiburg 1993, S. 201

[49] ebd., S. 202

[50] vgl. Sutter, Jean: L'eugénique, Paris 1950, S. 140, Tableau VII „Nombre de Stérilisation (1934–1944)". Es ist anzunehmen, dass Sutter hierbei auf Unterlagen von Dr. Robert Poitrot (1908–1975) zurückgreifen konnte, der 1945 die „Direction de la Santé Publique en Zone Française d'Occupation" leitete.

[51] Landesarchiv Baden-Württemberg, Generallandesarchiv Karlsruhe 539 Nr. 4541. In diesen für die Berichterstattung an das Reichsjustizministerium erstellten tabellarischen Zusammenstellungen des Erbgesundheitsobergerichts Karlsruhe sind die Anzahl der Anträge auf Unfruchtbarmachung, die Anzahl der Fälle, in denen die EGG die Unfruchtbarmachung angeordnet haben und der tatsächlich ausgeführten Zwangssterilisationen aufgeführt. Für das Jahr 1934 liegt eine Jahreszusammenstellung vor, danach jeweils Halbjahreszusammenstellungen bis zum 30. Juni 1941.

[52] Landesarchiv Baden-Württemberg, Staatsarchiv Freiburg B 132/1. Dieser 2178 Faszikel umfassende Bestand beinhaltet auch Akten der Erbgesundheitsgerichte Bruchsal, Donaueschingen, Emmendingen, Freiburg, Karlsruhe, Offenburg und Rottweil.

[53] Erst im September 1941, also nach Abschluss der „Aktion T4", wurde der Mordparagraph § 211 StGB geändert. Bis zu diesem Zeitpunkt bestimmte § 211 StGB: „Wer vorsätzlich einen Menschen tötet, wird, wenn er die Tötung mit Überlegung durchgeführt hat, wegen Mordes mit dem Tode bestraft". Mit der Änderung wurde die noch heute gültige Definition des Mordes eingeführt, die nicht auf die Tat, sondern den Tätertypus abstellt.

[54] vgl. Benzenhöfer, Udo: NS-„Kindereuthanasie": „Ohne jede moralische Skrupel", in: Deutsches Ärzteblatt, Jg. 97, Heft 42, 20. Oktober 2000

[55] Stöckle, Thomas: Grafeneck 1940. Die Euthanasie-Verbrechen in Südwestdeutschland, Tübingen vollständig überarbeitete Neuauflage 2020, S. 119

[56] Diese Zahl wurde im Tübinger Grafeneck-Prozess ermittelt, in dem die verübten Verbrechen akribisch rekonstruiert wurden. Die „Hartheim-Statistik", benannt nach ihrem Fundort im heute österreichischen Hartheim bei Linz, umfasst 9839 Opfer aus Grafeneck.

[57] vgl. Stöckle, Thomas: Grafeneck 1940. Die Euthanasie-Verbrechen in Südwestdeutschland, Tübingen vollständig überarbeitete Neuauflage 2020, S. 175

[58] Faulstich, Heinz: NS-Psychiatrie in der Heil- und Pflegeanstalt bei Konstanz, in: Seelos, Hans-Jürgen / Hoffmann, Klaus (Hg.): 100 Jahre Eröffnung des heutigen Zentrums für Psychiatrie Reichenau, Köln 2013, S. 100

[59] ebd., S. 101

[60] vgl. ebd., S. 108–121

[61] ebd., S. 110

[62] Thomas Stöckle, der Leiter der Gedenkstätte Grafeneck, nennt leicht abweichende Opferzahlen für die Konstanzer Anstalt: vgl. Stöckle, Thomas: Grafeneck 1940. Die Euthanasie-Verbrechen in Südwestdeutschland, Tübingen vollständig überarbeitete Neuauflage 2020, S. 144

[63] Stöckle, Thomas: Grafeneck 1940. Die Euthanasie-Verbrechen in Südwestdeutschland, Tübingen vollständig überarbeitete Neuauflage 2020, S. 176

[64] Predigt des Bischofs von Münster, Clemens August Graf von Galen, am Sonntag, dem 3. August 1941 in der St. Lambertikirche zu Münster: www.galen-archiv.de/index.php?option=com_content&view=article&id=4&Itemid=18 (Abruf am 13.11.2023)

[65] Vorher hatte Clemens August von Galen am 28. Juli 1941 bei der Staatsanwaltschaft Münster Strafanzeige wegen Mordes gegen unbekannt erstattet. „[...] nachdem er keine Nachricht über das Einschreiten der Justizbehörden erhalten" hatte, protestierte er „öffentlich gegen die Massentötungen an Geisteskranken, die er offen als Mord bezeichnete; auch von seiner erfolglosen, unbeantwortet gebliebenen Strafanzeige gab er der Öffentlichkeit Kenntnis", Bauer, Fritz: Antrag auf Eröffnung der gerichtlichen Voruntersuchung gegen Schlegelberger u.A. wegen Beihilfe zum Mord vom 22. April 1965, in: Loewy, Hanno / Winter, Bettina (Hg.): NS-„Euthanasie" vor Gericht. Fritz Bauer und die Grenzen juristischer Bewältigung, Frankfurt/Main 1996, S. 154f.

[66] Landeszentrale für politische Bildung Baden-Württemberg: „Euthanasie" im NS-Staat: Grafeneck 1940, Stuttgart 2000, S. 28

[67] vgl. zur Methodik der Ermittlung von Opfern der dezentralen „Euthanasie" des Münchner Gedenkbuches: Cranach, Michael von / Eberle, Annette / Hohendorf, Gerrit / Tiedemann, Sybille von (Hg.): Gedenkbuch für die Münchner Opfer der nationalsozialistischen „Euthanasie"-Morde, Göttingen 2018, S. 169–192

[68] vgl. Faulstich, Heinz: Hungersterben in der Psychiatrie 1914–1949, Freiburg 1998, S. 361

[69] vgl. Benzenhöfer, Udo: NS-„Kindereuthanasie": „Ohne jede moralische Skrupel", in: Deutsches Ärzteblatt, Jg. 97, Heft 42, 20. Oktober 2000

[70] vgl. Grün, Bernd / Hofer, Hans-Georg / Leven, Karl-Heinz (Hg.): Medizin und Nationalsozialismus. Die Freiburger Medizinische Fakultät und das Klinikum in der Weimarer Republik und im „Dritten Reich", Frankfurt/Main 2002, S. 346; Ley, Astrid: Krankenmord im Konzentrationslager, Die „Aktion 14f13", in: Osterloh, Jörg / Schulte, Jan Erik (Hg.): „Euthanasie" und Holocaust. Kontinuitäten, Kausalitäten, Parallelitäten, Paderborn 2021, S. 195–210

[71] vgl. Markwardt, Hagen: Die Ermordung von Häftlingen des Konzentrationslagers Auschwitz in der Tötungsanstalt Pirna-Sonnenstein 1941, in: Osterloh, Jörg / Schulte, Jan Erik (Hg.): „Euthanasie" und Holocaust. Kontinuitäten, Kausalitäten, Parallelitäten, Paderborn 2021, S. 218ff.

[72] Trapp, Werner: Konstanz in der Zeit des Nationalsozialismus, in: Burchardt, Lothar / Schott, Dieter / Trapp, Werner: Geschichte der Stadt Konstanz, Band 5: Konstanz im 20. Jahrhundert. Die Jahre 1914 bis 1945, Konstanz 1990, S. 223

[73] Landesarchiv Baden-Württemberg, Staatsarchiv Sigmaringen: Euthanasie-

Urteil des Landgerichts Freiburg gegen Dr. Josef Artur Schreck, Dr. Ludwig Sprauer (November 1948) - Bd. 73 (www.leo-bw.de/detail/-/Detail/details/DOKUMENT/labw_findmittel_05/labw-6-904774/Euthanasie-Urteil+des+Landgerichts+Freiburg+gegen+Dr+Josef+Artur+Schreck+Dr+Ludwig+Sprauer+November+1948+-+Bd+73 Abruf am 13.11.2023)

74 Quellen: Archiv Johannes-Diakonie Mosbach; Privatarchiv Didra; Scheuing, Hans-Werner: „... als Menschenleben gegen Sachwerte gewogen wurden", Heidelberg 2. Auflage 2004, S. 283 ff; Stadtarchiv Konstanz: Einwohnermeldekarte und Adressbücher

75 Quellen: Bundesarchiv: Gedenkbuch. Opfer der Verfolgung der Juden unter der nationalsozialistischen Gewaltherrschaft in Deutschland 1933–1945: Adelheid Bloch; Bloch, Erich: Das verlorene Paradies. Ein Leben am Bodensee 1897–1939, Konstanz 1992; Hinz-Wessels, Annette: Antisemitismus und Krankenmord. Zum Umgang mit jüdischen Anstaltspatienten im Nationalsozialismus, in: Vierteljahrshefte für Zeitgeschichte 61 (2013), Nr. 1, S. 65–92; Faulstich, Heinz: Von der Irrenfürsorge zur „Euthanasie". Geschichte der badischen Psychiatrie bis 1945, Freiburg 1993, S. 257f.; Stadtarchiv Konstanz: Einwohnermeldekarten vor 1945

76 Quellen: Bundesarchiv (BArch), Bestand R 179, Nr. 26456; Landesarchiv Baden-Württemberg, Staatsarchiv Freiburg B 822/3 Nr. 6; Stadtarchiv Konstanz: Adressbücher Konstanz 1939 und 1943; Stadtarchiv Konstanz: Einwohnermeldekarteikarten vor 1945; Material Faulstich: Kopien der Originaltransportlisten der Aktion T 4

77 Quellen: Archiv St. Josefshaus Herten; St.Josefshaus Herten (Hg.): ... Die Zahlen mußten stimmen. Das nationalsozialistische „Euthanasie"-Projekt im Fall des St. Josefshauses Herten, Rheinfelden 1997; Stadtarchiv Konstanz: Einwohnermeldekarte

78 Quellen: Archiv des St. Josefshaus, Rheinfelden-Herten; Stadtarchiv Konstanz: Einwohnermeldekarten vor 1945; St. Josefshaus Herten (Hg.): ... Die Zahlen mußten stimmen. Das nationalsozialistische „Euthanasie"-Projekt im Fall des St. Josefshauses Herten, Rheinfelden 1997

79 Quellen: Archiv St. Josefshaus Herten; Stadtarchiv Konstanz: Einwohnermeldekarte

80 Quellen: Landesarchiv Baden-Württemberg, Staatsarchiv Freiburg B 822/3 Nr. 71; Landesarchiv Baden-Württemberg, Staatsarchiv Freiburg A 42/1 Nr. 81; Stadtarchiv Konstanz: Einwohnermeldekarten vor 1945

81 Quellen: Landesarchiv Baden-Württemberg, Staatsarchiv Freiburg B 898/1 Nr. 723; Stadtarchiv Konstanz: Einwohnermeldekarte

82 Quellen: Landesarchiv Baden-Württemberg, Staatsarchiv Freiburg B822/3 Nr. 12; Stadtarchiv Konstanz: Einwohnermeldekarte; Privatarchiv Didra

83 Quellen: Landesarchiv Baden-Württemberg, Staatsarchiv Freiburg B822/3 Nr. 191; Opferliste der Gedenkstätte Grafeneck; Stadtarchiv Konstanz: Adressbücher Konstanz 1939 und 1943; Stadtarchiv Konstanz: Einwohnermeldekarteikarten vor 1945

84 Quellen: Bundesarchiv (BArch): Bestand R 179, Nr. 6981; Lindner, Rosemarie: Zwei Lebensschicksale – eng verbunden mit dem ZfP Reichenau, in: Seelos, Hans-Jürgen / Hoffmann, Klaus (Hg.): 100 Jahre Eröffnung des heutigen Zent-

rums für Psychiatrie Reichenau, Köln 2013, S. 373-375; Opferliste Gedenkstätte Grafeneck

85 Quellen: Archiv Hans-Werner Scheuing; Bundesarchiv (BArch): Bestand R 179, Nr. 24850; Scheuing, Hans-Werner: „...als Menschenleben gegen Sachwerte gewogen wurden“: Die Geschichte der Erziehungs- und Pflegeanstalt für Geistesschwache Mosbach/Schwarzacher Hof und ihrer Bewohner 1933–1945, 2. Aufl. Heidelberg 2004; Stadtarchiv Konstanz: Einwohnermeldekarte

86 Bundesarchiv (BArch): Bestand R 179, Nr. 4606

87 zitiert nach Scheuing, Hans Werner: „... Als Menschenleben gegen Sachwerte gewogen wurden“. Die Geschichte der Erziehungs- und Pflegeanstalt Mosbach/ Schwarzacher Hof und ihrer Bewohner 1933–1945, 2. Aufl. Heidelberg 2004, S. 298

88 Quellen: Archiv Johannes-Diakonie Mosbach; Bundesarchiv (BArch): Bestand R179, Nr. 4606; Scheuing, Hans-Werner, „... als Menschenleben gegen Sachwerte gewogen wurden“, 2. Auflage Heidelberg 2004, S. 293 ff; Stadtarchiv Konstanz: Einwohnermeldekarte

89 Quellen: Opferliste Grafeneck; Landesarchiv Baden-Württemberg, Staatsarchiv Freiburg B 822/3 Nr. 11; Stadtarchiv Konstanz: Einwohnermeldekarten vor 1945

90 Quellen: Landesarchiv Baden-Württemberg, Staatsarchiv Freiburg B132/1 Nr. 202; Landesarchiv Baden-Württemberg, Staatsarchiv Freiburg B822/1 Nr. 1815/1 und Nr. 1815/2; Transportlisten Grafeneck

91 Quellen: Landesarchiv Baden-Württemberg, Staatsarchiv Freiburg B822/3 Nr.27; Stadtarchiv Konstanz: Einwohnermeldekarte; Transportliste Reichenau-Grafeneck

92 Quellen: Opferliste Grafeneck; Staatsarchiv Freiburg B 822/3 Nr. 9; Stadtarchiv Konstanz: Einwohnermeldekarten vor 1945

93 Quellen: Landesarchiv Baden-Württemberg, Staatsarchiv Freiburg B 822/3 Nr. 17; Stadtarchiv Konstanz: Einwohnermeldekarten vor 1945; Transportliste Grafeneck

94 Rosa Langs Schwager Gustav Raidt wurde 1983 im Rahmen der staatsanwaltschaftlichen Ermittlungen über die „Konstanzer Urnenaffäre“ vernommen, siehe S. 134

95 Bruno Helmle (1911–1996) wurde im Mai 2012 – gegen die Stimmen von CDU, FDP und Freien Wählern – nach Erstellung eines Historiker-Gutachtens vom Gemeinderat die Ehrenbürgerwürde der Stadt Konstanz posthum entzogen

96 Quellen: Bundesarchiv (BArch): Bestand R 179, Nr. 4687; Privatarchiv Didra; Landesarchiv Baden-Württemberg, Staatsarchiv Freiburg B822/3 Nr. 378; Stadtarchiv Konstanz: Einwohnermeldekarte;Transportliste Grafeneck

97 Quellen: Bundesarchiv (BArch): Bestand R 179, Nr. 29601; Opferliste Grafeneck; Landesarchiv Baden-Württemberg, Staatsarchiv Freiburg B 822/3 Nr. 501; Stadtarchiv Konstanz: Einwohnermeldekarten vor 1945

98 Quellen: Bundesarchiv (BArch): Bestand R 179, Nr. 7632; Landesarchiv Baden-Württemberg, Staatsarchiv Freiburg B132/1 Nr. 780; Landesarchiv Baden-Württemberg, Staatsarchiv Freiburg B 898/1 Nr. 835; Stadtarchiv Konstanz: Einwohnermeldekarte

99 zitiert nach Faulstich, Heinz: Von der Irrenfürsorge zur „Euthanasie“. Geschichte der badischen Psychiatrie bis 1945, Freiburg 1993, S. 259

[100] Quellen: Bundesarchiv: Gedenkbuch. Opfer der Verfolgung der Juden unter der nationalsozialistischen Gewaltherrschaft in Deutschland 1933–1945: Hans Liebermann; Faulstich, Heinz: Von der Irrenfürsorge zur „Euthanasie". Geschichte der badischen Psychiatrie bis 1945, Freiburg 1993, S. 256–260; Landesarchiv Baden-Württemberg, Staatsarchiv Freiburg B132/1 Nr. 264; Wieler-Bloch, Raffael: Richard Liebermann. Der gehörlose Porträt- und Landschaftsmaler 1900–1966, Konstanz 2010

[101] Dieser Stolperstein weist irrtümlicherweise als Todesort Lublin in Polen aus. Faulstich hatte bereits 1993 aufgezeigt, dass es sich bei der „Anstalt Cholm bei Lublin" um eine lediglich fiktive handelte, vgl. Faulstich, Heinz: Von der Irrenfürsorge zur „Euthanasie". Geschichte der badischen Psychiatrie bis 1945, Freiburg 1993, S. 259

[102] vgl. Wieler-Bloch, Raffael: Richard Liebermann. Der gehörlose Porträt- und Landschaftsmaler 1900–1966, Konstanz 2010, S. 122

[103] Quellen: Bundesarchiv: Gedenkbuch. Opfer der Verfolgung der Juden unter der nationalsozialistischen Gewaltherrschaft in Deutschland 1933–1945: Hedwig Liebermann; Faulstich, Heinz: Von der Irrenfürsorge zur „Euthanasie". Geschichte der badischen Psychiatrie bis 1945, Freiburg 1993, S. 256–260; Wieler-Bloch, Raffael: Richard Liebermann. Der gehörlose Porträt- und Landschaftsmaler 1900–1966, Konstanz 2010

[104] Quellen: Informationen aus dem historischen Archiv Bezirkskrankenhaus Kaufbeuren / Dr. Petra Schweizer-Martinschek; Privatarchiv Didra; Stadtarchiv Konstanz: Einwohnermeldekarte

[105] Quellen: Bundesarchiv (BArch): Bestand R 179, Nr. 899; St. Josefshaus Herten (Hg.): ... Die Zahlen mußten stimmen. Das nationalsozialistische „Euthanasie"-Projekt im Fall des St. Josefshauses Herten, Rheinfelden 1997; Stadtarchiv Konstanz: Einwohnermeldekarte

[106] Quellen: Landesarchiv Baden-Württemberg, Staatsarchiv Freiburg B 822/3 Nr. 436; Stadtarchiv Konstanz: Einwohnermeldekarten vor 1945; Transportlisten Grafeneck

[107] Quellen: Landesarchiv Baden-Württemberg, Staatsarchiv Freiburg B132/1 Nr. 879; Landesarchiv Baden-Württemberg, Staatsarchiv Freiburg B 822/3 Nr. 431; Stadtarchiv Konstanz: Einwohnermeldekarte

[108] Quellen: Landesarchiv Baden-Württemberg, Staatsarchiv Freiburg B 898/1 Nr. 925

[109] Quellen: Bundesarchiv (BArch): Bestand R 179, Nr. 23251; Schmidt-Michel, Paul-Otto: „Nach Deutschland verbracht." Opfer der ‚Aktion T4' der Heil- und Pflegeanstalten Weissenau (Württemberg) und Reichenau (Baden) aus der Schweiz, in: Müller, Thomas / Kanis-Seyfried, Uta / Reichelt, Bernd (Hg.): Psychiatrie und Nationalsozialismus im deutschen Südwesten und angrenzenden Gebieten (I), Zwiefalten 2022, S. 256f.; Landesarchiv Baden-Württemberg, Staatsarchiv Freiburg B 132/1 Nr. 907; Landesarchiv Baden-Württemberg, Staatsarchiv Freiburg B 898/1 Nr. 925

[110] Landesarchiv Baden-Württemberg, Staatsarchiv Freiburg B 132/1 Nr. 907

[111] ebd.

[112] Quellen: Faulstich, Heinz: Hungersterben in der Psychiatrie 1914–1949, Freiburg 1998, S. 361; Landesarchiv Baden-Württemberg, Staatsarchiv Freiburg

B 132/1 Nr. 431; Stadtarchiv Konstanz: Einwohnermeldekarte

113 Quellen: Wolter, Markus: https://radolfzell-ns-geschichte.von-unten.org/tiki-index.php?page=Berta-und-Elisabeth-Welschinger (Abruf am 13.11.2023)

114 https://stolpersteine-radolfzell.de/

115 Quellen: Faulstich, Heinz: Hungersterben in der Psychiatrie 1914–1949, Freiburg 1998; Landesarchiv Baden-Württemberg, Staatsarchiv Freiburg B 132/1 Nr. 490; Landesarchiv Baden-Württemberg, Staatsarchiv Freiburg B 898/1 Nr. 594; Landesarchiv Baden-Württemberg, Staatsarchiv Freiburg E 120/1 Nr. 6065; Landesarchiv Baden-Württemberg, Staatsarchiv Freiburg L 50/1 Nr. 5117

116 Quellen: Privatarchiv Didra; Staatsarchiv Freiburg B 822/3 Nr. 290

117 Quellen: Landesarchiv Baden-Württemberg, Staatsarchiv Freiburg B822/3 Nr.401; Landesarchiv Baden-Württemberg, Staatsarchiv Freiburg B132/1 Nr. 523; Gedenkstätte Hadamar zum Todestag von Frau Amann (E-Mail-Auskunft vom 12.4.2017); Transportliste 17.12.1940 Reichenau nach Wiesloch; Privatarchiv Didra

118 Die gesamte Rede von Frau Banholzer kann auf den Seiten der Initiative „Stolpersteine für Konstanz – Gegen Vergessen und Intoleranz“ nachgelesen werden: https://stolpersteine-konstanz.de/amann_berta_verlegungsrede.html (Abruf am 13.11.2023)

119 Platen-Hallermund, Alice: Die Tötung Geisteskranker in Deutschland, 9. Auflage Frankfurt/Main 2023 (Reprint der Erstausgabe von 1948)

120 zitiert nach Kinzig, Jörg: „Der Grafeneck-Prozess vor dem Landgericht Tübingen“, in: Ders. / Stöckle, Thomas (Hg.): 60 Jahre Tübinger Grafeneck Prozess. Betrachtungen aus historischer, juristischer, medizinethischer und publizistischer Perspektive, Zwiefalten 2011, S. 35

121 ebd.

122 zitiert nach ebd. S.42

123 Baumann, Jürgen: Beihilfe bei eigener voller Tatbestandserfüllung, in: Neue Juristische Wochenschrift 1963, S. 561

124 Heer, Hannes: „Hitler war's“. Die Befreiung der Deutschen von ihrer Vergangenheit, Berlin 2008

125 zitiert nach Kinzig, Jörg: „Der Grafeneck-Prozess vor dem Landgericht Tübingen“, in: Ders. / Stöckle, Thomas (Hg.): 60 Jahre Tübinger Grafeneck Prozess. Betrachtungen aus historischer, juristischer, medizinethischer und publizistischer Perspektive, Zwiefalten 2011, S. 47

126 vgl. Schleswig-Holsteinischer Landtag, 4. Wahlperiode, Drucksache 444, Bericht des Untersuchungsausschusses I in der Angelegenheit Prof. Heyde/ Dr. Sawade: http://lissh.lvn.parlanet.de/shlt/lissh-dok/infothek/wahl04/drucks/0400/drucksache-04-0444.pdf (Abruf am 13.11.2023)

127 vgl. Vormbaum, Thomas (Hg.): „Euthanasie“ vor Gericht. Die Anklageschrift des Generalstaatsanwalts beim OLG Frankfurt/M. gegen Dr. Werner Heyde u. a. vom 22. Mai 1962, Berlin 2005. Für dieses Buch wurde eines der wenigen erhaltenen Exemplare der Anklageschrift, das sich in konservatorisch bedenklichem Zustand befindet, im Institut für Juristische Zeitgeschichte Hagen Wort für Wort abgeschrieben.

128 vgl. Loewy, Hanno / Winter, Bettina (Hg.): NS-„Euthanasie“ vor Gericht. Fritz

Bauer und die Grenzen juristischer Bewältigung, Frankfurt/Main 1996

[129] Assmann, Aleida: Die Grauen Busse – ein unruhiges und unfertiges Denkmal, in: Müller, Thomas / Schmidt-Michel, Paul-Otto / Schwarzbauer, Franz: Vergangen? Spurensuche und Erinnerungsarbeit. Das Denkmal der Grauen Busse, Zwiefalten 2017, S. 23

[130] Stadtarchiv Konstanz: S IIa, Nr. 4060

[131] Privatarchiv Didra

[132] Die Stadt Konstanz stellt das Gutachten auf ihrer Homepage leider nicht zum Download zur Verfügung, wohl aber die Universität Konstanz, die Helmle im selben Jahr die Ehrensenatorenwürde entzog: www.uni-konstanz.de/universitaet/aktuelles-und-medien/aktuelle-meldungen/aktuelles/Ehrensenatorenwuerde-entzogen (Abruf am 13.11.2023)

[133] vgl. www.uni-konstanz.de/universitaet/aktuelles-und-medien/aktuelle-meldungen/aktuelles/Ehrensenatorenwuerde-entzogen (Abruf am 13.11.2023)

[134] Arbeitsgemeinschaft Bund der „Euthanasie"-Geschädigten und Zwangssterilisierten: Zeittafel zur Entschädigungspolitik für Zwangssterilisierte und „Euthanasie"-Geschädigte, in: Hamm, Margret (Hg.): Ausgegrenzt! Warum? Zwangssterilisierte und Geschädigte der NS-„Euthanasie" in der Bundesrepublik Deutschland, Berlin 2017, S. 177

[135] vgl. Tümmers, Henning: Anerkennungskämpfe. Die Nachgeschichte der nationalsozialistischen Zwangssterilisationen in der Bundesrepublik, Göttingen 2011, S. 52f.

[136] vgl. ebd., S. 63

[137] vgl. Hamm, Margret: „Wenn wir jetzt still sind, können wir einpacken." Über die Arbeit des BEZ und die Opfer von Zwangssterilisation und „Euthanasie" III, in: Hamm, Margret (Hg.): Ausgegrenzt! Warum? Zwangssterilisierte und Geschädigte der NS-„Euthanasie" in der Bundesrepublik Deutschland, Berlin 2017, S. 208f.

[138] Landesarchiv Baden-Württemberg, Staatsarchiv Freiburg F178/2 Nr. 11, Unterstreichung im Original

[139] Der Text der „Hartheim-Deklaration" ist hier nachzulesen: www.ns-euthanasie-aufarbeitung.de/hartheim-deklaration (Abruf am 13.11.2023)

[140] vgl. Hoffmann, Klaus / Scholz, Eckard: Dr. rer. pol. Heinrich Feurstein (1877–1942) – Namensgeber der durch das ZfP Reichenau führenden Straße, in: Seelos, Hans-Jürgen / Hoffmann, Klaus (Hg.): 100 Jahre Eröffnung des heutigen Zentrums für Psychiatrie Reichenau, Köln 2013, S. 140–143

[141] https://regio-kunstwege.eu/kunstwerk/denkmal-fuer-die-opfer-der-ns-euthanasie-von-alexander-gebauer (Abruf am 13.11.2023)

Literatur

Adreßbücher der Stadt Konstanz 1933–1945

Aly, Götz: Die Belasteten. „Euthanasie" 1939–1945. Eine Gesellschaftsgeschichte, Frankfurt/Main 2013

Arbeitsgemeinschaft Bund der „Euthanasie"-Geschädigten und Zwangssterilisierten: Zeittafel zur Entschädigungspolitik für Zwangssterilisierte und „Euthanasie"-Geschädigte, in: Hamm, Margret (Hg.): Ausgegrenzt! Warum? Zwangssterilisierte und Geschädigte der NS-„Euthanasie" in der Bundesrepublik Deutschland, Berlin 2017, S. 177–180

Assmann, Aleida: Das neue Unbehagen an der Erinnerungskultur. Eine Intervention, München 2013

Assmann, Aleida: Die Grauen Busse – ein unruhiges und unfertiges Denkmal, in: Müller, Thomas / Schmidt-Michel, Paul-Otto / Schwarzbauer, Franz: Vergangen? Spurensuche und Erinnerungsarbeit. Das Denkmal der Grauen Busse, Zwiefalten 2017, S. 19–28

Assmann, Aleida: Erinnerungsräume. Formen und Wandlungen des kulturellen Gedächtnisses, München 2018

Bauer, Fritz: Antrag auf Eröffnung der gerichtlichen Voruntersuchung gegen Schlegelberger u.A. wegen Beihilfe zum Mord vom 22. April 1965, in: Loewy, Hanno / Winter, Bettina (Hg.): NS-„Euthanasie" vor Gericht. Fritz Bauer und die Grenzen juristischer Bewältigung, Frankfurt/Main 1996, S. 145–167

Benz, Wolfgang: Verweigerte Erinnerung als zweite Diskriminierung der Opfer nationalsozialistischer Politik, in: Hamm, Margret (Hg.): Ausgegrenzt! Warum? Zwangssterilisierte und Geschädigte der NS-„Euthanasie" in der Bundesrepublik Deutschland, Berlin 2017, S. 15–22

Benzenhöfer, Udo: Kindereuthanasie in der NS-Zeit unter besonderer Berücksichtigung von Reichsausschussverfahren und Kinderfachabteilungen, Ulm 2020

Benzenhöfer, Udo: NS-„Kindereuthanasie": „Ohne jede moralische Skrupel", in: Deutsches Ärzteblatt, Jg. 97, Heft 42, 20. Oktober 2000

Berger, Sara: Experten der Vernichtung. Das T4-Reinhardt-Netzwerk in den Lagern Belzec, Sobibor und Treblinka, Hamburg 2013

Biesold, Horst: Klagende Hände. Betroffenheit und Spätfolgen in bezug auf das Gesetz zur Verhütung erbkranken Nachwuchses, dargestellt am Beispiel der „Taubstummen", Solms 1988

Binding, Karl / Hoche, Alfred: Die Freigabe der Vernichtung lebensunwerten Lebens. Ihr Maß und ihre Form, Leipzig 1920

Bloch, Erich: Das verlorene Paradies. Ein Leben am Bodensee 1897–1939, Konstanz 1992

Bock, Gisela: Zwangssterilisation im Nationalsozialismus. Studien zur Rassenpolitik und Geschlechterpolitik, Münster 2010

Borgstedt, Angela: Widerstand gegen die „Euthanasie“-Verbrechen, in: Borgstedt, Angela / Thelen, Sibylle / Weber, Reinhold (Hg.): Mut bewiesen. Widerstandsbiographien aus dem Südwesten, Stuttgart 2017, S. 353–358

Borgstedt, Angela / Thelen, Sibylle / Weber, Reinhold (Hg.): Mut bewiesen. Widerstandsbiographien aus dem Südwesten, Stuttgart 2017

Brändle, Gerhard: Namen, nicht Nummern – „Euthanasie“-Verbrechen der Nationalsozialisten an Menschen aus Pforzheim, Pforzheim 2013

Burchardt, Lothar / Schott, Dieter / Trapp, Werner: Geschichte der Stadt Konstanz, Band 5: Konstanz im 20. Jahrhundert. Die Jahre 1914 bis 1945, Konstanz 1990

Cranach, Michael von: Die Psychiatrie in der Zeit des Nationalsozialismus, Irsee 1990

Cranach, Michael von: Ein Plädoyer für die Namensnennung, in: Nachama, Andreas / Neumärker, Uwe (Hg.): Gedenken und Datenschutz. Die öffentliche Nennung von Namen von NS-Opfern in Ausstellungen, Gedenkbüchern und Datenbanken, Berlin 2017, S. 77–81

Cranach, Michael von / Eberle, Annette / Hohendorf, Gerrit / Tiedemann, Sybille von (Hg.): Gedenkbuch für die Münchner Opfer der nationalsozialistischen „Euthanasie“-Morde, Göttingen 2018

Dapp, Hans-Ulrich: Emma Z. Ein Opfer der Euthanasie, Stuttgart 1990

Dittmann, Udo: Fritz Bauer und die Aufarbeitung der NS-Euthanasie, Vortrag vom 20.08.2015, in: Jahrbuch des Instituts für Juristische Zeitgeschichte 2016

Döblin, Alfred: Die Fahrt ins Blaue, Badische Zeitung 3.5.1946

Dokumentationszentrum Oberer Kuhberg (Hg.): NS-Zwangssterilisation und „Euthanasie“-Morde, Mitteilungen des Dokumentationszentrums Oberer Kuhberg, Heft 70 / Juni 2019

Domes, Robert: Nebel im August. Die Lebensgeschichte des Ernst Lossa, München 2008

Faltum, Johann: Die Zwangssterilisation im Bezirk des Erbgesundheitsgerichtes Lörrach 1934–1945, Bern 2017

Faulstich, Heinz: Von der Irrenfürsorge zur „Euthanasie“. Geschichte der badischen Psychiatrie bis 1945, Freiburg 1993

Faulstich, Heinz: Hungersterben in der Psychiatrie 1914–1949, Freiburg 1998

Faulstich, Heinz: NS-Psychiatrie in der Heil- und Pflegeanstalt bei Konstanz, in: Seelos, Hans-Jürgen / Hoffmann, Klaus (Hg.): 100 Jahre Eröffnung des heutigen Zentrums für Psychiatrie Reichenau, Köln 2013, S. 78–131

Freiburger Hilfsgemeinschaft e.V. (Hg.): Über Mutter wird nicht gesprochen … „Euthanasie“-Morde an Freiburger Menschen, Frankfurt/Main 2017

Grün, Bernd / Hofer, Hans-Georg / Leven, Karl-Heinz (Hg.): Medizin und Nationalsozialismus. Die Freiburger Medizinische Fakultät und das Klinikum in der Weimarer Republik und im „Dritten Reich", Frankfurt/Main 2002

Gütt, Arthur / Rüdin, Ernst / Ruttke, Falk: Zur Verhütung erbkranken Nachwuchses. Gesetz und Erläuterungen, München 1934

Hamm, Margret (Hg.): Lebensunwert – zerstörte Leben. Zwangssterilisation und „Euthanasie", Frankfurt/Main 2005

Hamm, Margret (Hg.): Ausgegrenzt! Warum? Zwangssterilisierte und Geschädigte der NS-„Euthanasie" in der Bundesrepublik Deutschland, Berlin 2017

Hamm, Margret: „Wenn wir jetzt still sind, können wir einpacken." Über die Arbeit des BEZ und die Opfer von Zwangssterilisation und „Euthanasie" III, in: Hamm, Margret (Hg.): Ausgegrenzt! Warum? Zwangssterilisierte und Geschädigte der NS-„Euthanasie" in der Bundesrepublik Deutschland, Berlin 2017, S. 223–232

Heer, Hannes: „Hitler war's". Die Befreiung der Deutschen von ihrer Vergangenheit, Berlin 2008

Hinz-Wessels, Annette: Antisemitismus und Krankenmord. Zum Umgang mit jüdischen Anstaltspatienten im Nationalsozialismus, in: Vierteljahrshefte für Zeitgeschichte 61 (2013), Nr. 1, S. 65–92

Hofer, Hans-Georg / Leven, Karl-Heinz (Hg.): Die Freiburger Medizinische Fakultät im Nationalsozialismus. Katalog einer Ausstellung des Instituts der Geschichte der Medizin der Universität Freiburg, Frankfurt/Main 2003

Hoffmann, Klaus / Scholz, Eckard: Dr. rer. pol. Heinrich Feurstein (1877–1942) – Namensgeber der durch das ZfP Reichenau führenden Straße, in: Seelos, Hans-Jürgen / Hoffmann, Klaus (Hg.): 100 Jahre Eröffnung des heutigen Zentrums für Psychiatrie Reichenau, Köln 2013, S. 140–143

Kepplinger, Brigitte / Leitner, Irene (Hg.): Dameron Report. Bericht des War Crimes Investigating Teams No. 6824 der U.S. Army vom 17.7.1945 über die Tötungsanstalt Hartheim, Innsbruck 2012

Kepplinger, Brigitte / Marckhgott, Gerhart / Reese, Hartmut (Hg.): Tötungsanstalt Hartheim, Linz 2013

Kinzig, Jörg / Stöckle, Thomas (Hg.): Der Grafeneck-Prozess 1949. Betrachtungen aus historischer, juristischer, medizinethischer und publizistischer Perspektive, Zwiefalten 2010

Kinzig, Jörg / Stöckle, Thomas (Hg.): 60 Jahre Tübinger Grafeneck Prozess. Betrachtungen aus historischer, juristischer, medizinethischer und publizistischer Perspektive, Zwiefalten 2011

Klee, Ernst: Dokumente zur „Euthanasie", Frankfurt/Main 1985

Klee, Ernst: „Euthanasie" im Dritten Reich. Die „Vernichtung lebensunwerten Lebens", Frankfurt/Main 2010 (1983)

Klöckler, Jürgen: Selbstbehauptung durch Selbstgleichschaltung. Die Konstanzer Stadtverwaltung im Nationalsozialismus, Konstanz 2012

Klöckler, Jürgen: Ferdinand Rechberg – Biographische Anmerkungen zum Leiter des Konstanzer Gesundheitsamtes bis 1945 und nachmaligen Direktor des Psychiatrischen Landeskrankenhauses Reichenau, in: Seelos, Hans-Jürgen / Hoffmann, Klaus (Hg.): 100 Jahre Eröffnung des heutigen Zentrums für Psychiatrie Reichenau, Köln 2013, S. 148–154

Knittel, Susanne: Unheimliche Geschichte. Grafeneck, Triest und die Politik der Holocaust-Erinnerung, Bielefeld 2018

Landeszentrale für politische Bildung Baden-Württemberg: „Euthanasie" im NS-Staat: Grafeneck 1940, Stuttgart 2000

Landeszentrale für politische Bildung Baden-Württemberg (Hg.): Gespaltene Erinnerung? Diktatur und Demokratie an Gedenkorten und Museen in Baden-Württemberg, Stuttgart 2019

Ley, Astrid: Krankenmord im Konzentrationslager. Die „Aktion 14f13", in: Osterloh, Jörg / Schulte, Jan Erik (Hg.): „Euthanasie" und Holocaust. Kontinuitäten, Kausalitäten, Parallelitäten, Paderborn 2021, S. 195–210

Lindner, Rosemarie: Zwei Lebensschicksale – eng verbunden mit dem ZfP Reichenau, in: Seelos, Hans-Jürgen / Hoffmann, Klaus (Hg.): 100 Jahre Eröffnung des heutigen Zentrums für Psychiatrie Reichenau, Köln 2013, S. 373–375

Link, Günther: Zwangssterilisationen und Zwangsabtreibungen an der Universitätsfrauenklinik Freiburg im Nationalsozialismus, in: Grün, Bernd / Hofer, Hans-Georg / Leven, Karl-Heinz (Hg.): Medizin und Nationalsozialismus. Die Freiburger Medizinische Fakultät und das Klinikum in der Weimarer Republik und im „Dritten Reich", Frankfurt/Main 2002, S. 301–330

Loewy, Hanno / Winter, Bettina (Hg.): NS-„Euthanasie" vor Gericht. Fritz Bauer und die Grenzen juristischer Bewältigung, Frankfurt/Main 1996

Mack, Cécile: Die badische Ärzteschaft im Nationalsozialismus, Frankfurt/Main 2001

Markwardt, Hagen: Die Ermordung von Häftlingen des Konzentrationslagers Auschwitz in der Tötungsanstalt Pirna-Sonnenstein 1941, in: Osterloh, Jörg / Schulte, Jan Erik (Hg.): „Euthanasie" und Holocaust. Kontinuitäten, Kausalitäten, Parallelitäten, Paderborn 2021, S. 211–231

Marquart, Karl-Horst: „Behandlung empfohlen". NS-Medizinverbrechen an Kindern und Jugendlichen in Stuttgart, Stuttgart 2015

Mitscherlich, Alexander / Mielke, Fred (Hg.): Medizin ohne Menschlichkeit. Dokumente des Nürnberger Ärzteprozesses, Frankfurt/Main 1989

Moser, Arnulf: „Zigeuner" und „negroide Bastarde" – Zwangssterilisationen aus rassischen Gründen beim Gesundheitsamt Konstanz 1933–1945, in: Hegau, Zeitschrift für Geschichte, Volkskunde und Naturgeschichte des Gebietes zwischen Rhein, Donau und Bodensee, Jahrbuch 69 / 2012, Singen 2012, S. 203–216

Moser, Arnulf: Die Napola Reichenau. Von der Heil- und Pflegeanstalt zur nationalsozialistischen Eliteerziehung (1941–1945), Schriftenreihe des Arbeitskreises für Regionalgeschichte Bodensee, Konstanz 2014

Müller, Thomas: Erinnern und Gedenken – Wie begegnet unsere psychiatrische Klinik ihrer NS-Vergangenheit, in: Ders. / Schmidt-Michel, Paul-Otto / Schwarzbauer, Franz: Vergangen? Spurensuche und Erinnerungsarbeit. Das Denkmal der Grauen Busse, Zwiefalten 2017, S. 55–67

Müller, Thomas / Kanis-Seyfried, Uta / Reichelt, Bernd / Schepker, Renate (Hg.): Psychiatrie in Oberschwaben. Die „Weissenau" bei Ravensburg zwischen Versorgungsfunktion und universitärer Forschung, Zwiefalten 2017

Müller, Thomas / Kanis-Seyfried, Uta / Reichelt, Bernd (Hg.): Psychiatrie und Nationalsozialismus im deutschen Südwesten und angrenzenden Gebieten (I), Zwiefalten 2022

Müller, Thomas / Schmidt-Michel, Paul-Otto / Schwarzbauer, Franz (Hg.): Vergangen? Spurensuche und Erinnerungsarbeit. Das Denkmal der Grauen Busse, Zwiefalten 2017

Nachama, Andreas / Neumärker, Uwe (Hg.): Gedenken und Datenschutz. Die öffentliche Nennung von Namen von NS-Opfern in Ausstellungen, Gedenkbüchern und Datenbanken, Berlin 2017

Neumann, Alexander / Freisen, Astrid: Die Ermordung der psychisch Kranken in Freiburg und Umgebung 1933–1945, in: Grün, Bernd / Hofer, Hans-Georg / Leven, Karl-Heinz (Hg.): Medizin und Nationalsozialismus. Die Freiburger Medizinische Fakultät und das Klinikum in der Weimarer Republik und im „Dritten Reich", Frankfurt/Main 2002, S. 331–361

Osterloh, Jörg / Schulte, Jan Erik (Hg.): „Euthanasie" und Holocaust. Kontinuitäten, Kausalitäten, Parallelitäten, Paderborn 2021

Platen-Hallermund, Alice: Die Tötung Geisteskranker in Deutschland, 9. Auflage Frankfurt/Main 2023 (Reprint der Erstausgabe von 1948)

Poitrot, Robert: Die Ermordeten waren schuldig? Amtliche Dokumente der Direction de la Santé Publique der französischen Militärregierung, Baden-Baden 2. Aufl. 1949 (1947)

Rave-Schwank, Maria (Hg.): Gegen die Macht des Vergessens: Gedenkbuch für die Karlsruher Euthanasie-Opfer der Aktion T4, Bretten 2019

Reichelt, Bernd / Müller, Thomas: Von Marokko nach Württemberg. Robert Poitrot – „medecin-commandant" der französischen Besatzungstruppen in der südwürttembergischen Psychiatrie, 1945–1946. in: Müller, Thomas / Kanis-Seyfried, Uta / Reichelt, Bernd / Schepker, Renate (Hg.): Psychiatrie in Oberschwaben. Die „Weissenau" bei Ravensburg zwischen Versorgungsfunktion und universitärer Forschung. Zwiefalten 2017, S. 235–254

Richter, Gabriel: Blindheit und Eugenik 1918–1945, Freiburg 1986

Richter, Gabriel (Hg.): Die Fahrt ins Graue(n). Die Heil- und Pflegeanstalt Emmendingen 1933–1945 – und danach, Emmendingen 2005

Richter, Gabriel: Dr. med. Arthur Kuhn – Eine Annäherung, in: Ders. (Hg.): Die Fahrt ins Graue(n). Die Heil- und Pflegeanstalt Emmendingen 1933–1945 – und danach, Emmendingen 2005, S. 146–174

Richter, Gabriel: Zwangssterilisationen, in: Ders. (Hg.): Die Fahrt ins Graue(n). Die Heil- und Pflegeanstalt Emmendingen 1933–1945 – und danach, Emmendingen 2005, S. 59–74

Rößner, Franka / Stöckle, Thomas: Christian Wirth und Jakob Wöger. Polizeibeamte und ihr Einsatz beim Massenmord in Grafeneck, in: Abmayr, Hermann G. (Hg.): Stuttgarter NS-Täter, Stuttgart 2009, S. 82–89

Rosbach, Ralf: Das heutige Zentrum für Psychiatrie (ZfP) Reichenau von der Wiedereröffnung im Jahr 1949 bis zur Rechtsformänderung 1996, in: Seelos, Hans-Jürgen / Hoffmann, Klaus (Hg.): 100 Jahre Eröffnung des heutigen Zentrums für Psychiatrie Reichenau, Köln 2013, S. 155–203

Scheuing, Hans-Werner: „... Als Menschenleben gegen Sachwerte gewogen wurden“. Die Geschichte der Erziehungs- und Pflegeanstalt Mosbach / Schwarzacher Hof und ihrer Bewohner 1933–1945, 2. Aufl. Heidelberg 2004

Schmidt-Michel, Paul-Otto: „Euthanasie“-Opfer der „Aktion-T4“ aus den Städten Ravensburg und Weingarten. Dokumentation erhaltener Krankenakten im Bundesarchiv in Berlin, in: Kreiszeitschrift „Oberland“ I/2018, S. 38–48

Schmidt-Michel, Paul-Otto: „Nach Deutschland verbracht.“ Opfer der ‚Aktion T4‘ der Heil- und Pflegeanstalten Weissenau (Württemberg) und Reichenau (Baden) aus der Schweiz, in: Müller, Thomas / Kanis-Seyfried, Uta / Reichelt, Bernd (Hg.): Psychiatrie und Nationalsozialismus im deutschen Südwesten und angrenzenden Gebieten (I), Zwiefalten 2022, S. 235–266

Schmidt-Michel, Paul-Otto: Post wohin? Briefe von Angehörigen der Opfer der Aktion T4, in: Müller, Thomas / Schmidt-Michel, Paul-Otto / Schwarzbauer, Franz (Hg.): Vergangen? Spurensuche und Erinnerungsarbeit. Das Denkmal der Grauen Busse, Zwiefalten 2017, S. 71–91

Schmuhl, Hans-Walter: Rassenhygiene. Nationalsozialismus. Euthanasie. Von der Verhütung zur Vernichtung „lebensunwerten Lebens“ 1890–1945, 2. Aufl. Göttingen 1992

Schmuhl, Hans-Walter: Das „Dritte Reich“ als biopolitische Entwicklungsdiktatur: Zur inneren Logik der nationalsozialistischen Genozidpolitik, in: Tödliche Medizin: Rassenwahn im Nationalsozialismus, Berlin 2009. S. 8–21

Schneider, Hannelore Maria: Das nationalsozialistische „Gesetz zur Verhütung erbkranken Nachwuchses“ am Beispiel der 1939 an der Psychiatrie Tübingen durchgeführten Sterilisationsgutachten, Tübingen 2014

Schulze, Dietmar: „Auch der ‚Gnadentod‘ ist Mord“ – Der Augsburger Strafprozess über die NS-„Euthanasie“-Verbrechen in Kaufbeuren und Irsee, Irsee 2019

Schulze, Dietmar: „Es wäre doch die verdammte Pflicht und Schuldigkeit der Anstalt, die Angehörigen des Patienten zu verständigen ... “, Familien von „Euthanasie“-Opfern und ihr Schriftwechsel mit der Heil- und Pflegeanstalt Kaufbeuren-Irsee, Irsee 2021

Schwamm, Chrisoph: Medizingeschichte im Südwesten. Eine kritische Chronik der Bezirksärztekammer Südbaden, Stuttgart 2021

Schweizer-Martinschek, Petra: Die juristische Aufarbeitung der NS-„Euthanasie“, in: Skriebeleit, Jörg / Helm, Winfried: Verdrängt. Die Erinnerung an die nationalsozialistischen „Euthanasie“-Morde, Göttingen 2023, S. 58–61

Seelos, Hans-Jürgen / Hoffmann, Klaus (Hg.): 100 Jahre Eröffnung des heutigen Zentrums für Psychiatrie Reichenau, Köln 2013

Silberzahn-Jandt, Gudrun: Esslingen am Neckar im System von Zwangssterilisation und „Euthanasie“ wahrend des Nationalsozialismus. Strukturen – Orte – Biographien, Esslingen 2015

Silberzahn-Jandt, Gudrun / Naßl, Josef: Gedenkbuch für die Ulmer Opfer von NS-Zwangssterilisation und „Euthanasie“-Morden. „... aber ich hoffe, dass ich nicht verloren bin“, Ulm 2020

Skriebeleit, Jörg / Helm, Winfried (Hg. Bezirk Oberbayern / Zentrum Erinnerungskultur der Universität Regensburg): Verdrängt. Die Erinnerung an die nationalsozialistischen „Euthanasie“-Morde, Göttingen 2023

Steinbach, Peter / Stöckle, Thomas / Thelen, Sibylle / Weber, Reinhold (Hg.): Entrechtet – verfolgt – vernichtet. NS-Geschichte und Erinnerungskultur im deutschen Südwesten, Stuttgart 2016

St. Josefshaus Herten (Hg.): ... Die Zahlen mußten stimmen. Das nationalsozialistische „Euthanasie“-Projekt im Fall des St. Josefshauses Herten, Rheinfelden 1997

Stöckle, Thomas: Gedenkstätte Grafeneck – Dokumentationszentrum, Ausstellungsbuch, Grafeneck 2018

Stöckle, Thomas: Forschungsüberblick auf Landesebene. Zwangssterilisation und NS-„Euthanasie“. Die Verbrechen in Baden-Württemberg 1933–1945, in: Dokumentationszentrum Oberer Kuhberg Ulm. Mitteilungen 70, Ulm 2019, S. 3–5

Stöckle, Thomas: Grafeneck 1940. Die Euthanasie-Verbrechen in Südwestdeutschland, Tübingen vollständig überarbeitete Neuauflage 2020

Sutter, Jean: L'eugénique, Paris 1950

Trapp, Werner: Konstanz in der Zeit des Nationalsozialismus, in: Burchardt, Lothar / Schott, Dieter / Trapp, Werner: Geschichte der Stadt Konstanz, Band 5: Konstanz im 20. Jahrhundert. Die Jahre 1914 bis 1945, Konstanz 1990, S. 221–347

Tümmers, Henning: Anerkennungskämpfe. Die Nachgeschichte der nationalsozialistischen Zwangssterilisationen in der Bundesrepublik, Göttingen 2011

Vormbaum, Thomas (Hg.): „Euthanasie“ vor Gericht. Die Anklageschrift des Generalstaatsanwalts beim OLG Frankfurt/M. gegen Dr. Werner Heyde u.a. vom 22. Mai 1962, Berlin 2005

Wieler-Bloch, Raffael: Richard Liebermann. Der gehörlose Porträt- und Landschaftsmaler 1900–1966, Konstanz 2010

Wolf, Caroline: Gegner oder Verbündete im Lebensschutz? Die Entwicklung ethischer Positionen deutscher Humangenetiker und der Bundesvereinigung Lebenshilfe im Vergleich, Frankfurt/Main 2008

Online-Quellen

Arbeitsgemeinschaft Bund der „Euthanasie“-Geschädigten und Zwangssterilisierten: www.euthanasiegeschaedigte-zwangssterilisierte.de

Arbeitskreis zur Erforschung der nationalsozialistischen „Euthanasie“ und Zwangssterilisation: www.ak-ns-euthanasie.de

Fritz Bauer Institut: Online- Ausstellung „Fritz Bauer. Der Staatsanwalt“: https://fritz-bauer-der-staatsanwalt.de

Gedenkstätte Grafeneck: www.gedenkstaette-grafeneck.de

Gedenkstätte Hadamar: www.gedenkstaette-hadamar.de

Geschichte der Landesministerien in Baden und Württemberg in der Zeit des Nationalsozialismus: https://ns-ministerien-bw.de

Lern- und Gedenkort Hartheim: www.schloss-hartheim.at

Projekt „Gedenkort T4.eu“ des Deutschen Paritätischen Wohlfahrtsverbands: https://gedenkort-t4.eu

Rundfunkansprache im „Deutschen Kurzwellensender“ von Ministerialrat Arthur Gütt über das „Gesetz zur Verhütung erbkranken Nachwuchses“ vom 26. Juli 1933: www.swr.de/swr2/wissen/archivradio/ministerialrat-arthur-guett-ueber-zwangssterilisation-100.html

Stolpersteine für Konstanz – Gegen Vergessen und Intoleranz: https://stolpersteine-konstanz.de

„Tötung in einer Minute.“ Quellen zur Euthanasie im Staatsarchiv Ludwigsburg: www.landesarchiv-bw.de/de/themen/praesentationen---themenzugaenge/71872

Abkürzungen

Abb.	Abbildung
AG BEZ	Arbeitsgemeinschaft Bund der „Euthanasie“-Geschädigten und Zwangssterilisierten
BArch	Bundesarchiv
BEG	Bundesentschädigungsgesetz
EGG	Erbgesundheitsgericht
Gekrat	Gemeinnützige Krankentransport GmbH
GzVeN	Gesetz zur Verhütung erbkranken Nachwuchses
Hg.	Herausgeber
Jg.	Jahrgang
KdF	Kanzlei des Führers
KZ	Konzentrationslager
MdB	Mitglied des Bundestags
NSDAP	Nationalsozialistische Arbeiterpartei
RGBL	Reichsgesetzblatt
RM	Reichsmark
RSHA	Reichssicherheitshauptamt
SA	Sturmabteilung (der NSDAP)
SS	Schutzstaffel
StGB	Strafgesetzbuch
VfZ	Vierteljahreshefte für Zeitgeschichte
ZfP	Zentrum für Psychiatrie

Bildnachweise

Cover: Volk und Rasse. Illustrierte Monatszeitschrift für deutsches Volkstum 10 (1936) und Foto der Inschrift im Denkmal der grauen Busse vor dem ZfP Weissenau

Seite 20: Werbeplakat Neues Volk, um 1938, Deutsches Historisches Museum Ber lin, Inv-Nr. 1988/1284

Seite 26: Landesarchiv Baden-Württemberg, Staatsarchiv Ludwigsburg, Reichsgesetzblatt

Seite 31: Volk und Rasse. Illustrierte Monatszeitschrift für deutsches Volkstum10 (1936)

Seite 32: Landesarchiv Baden-Württemberg, Staatsarchiv Freiburg B 132/1 Nr. 502

Seite 35: Landesarchiv Baden-Württemberg, Staatsarchiv Freiburg B 132/1 Nr. 395

Seite 39: Stadtarchiv Konstanz, Z1.WolfH53-6517

Seite 48: Stadtarchiv Konstanz, Z1.WolfH17-885

Seite 61: Bildarchiv Gedenkstätte Grafeneck – Dokumentationszentrum

Seite 63: Bundesarchiv Berlin R3001/24209

Seite 85: Privatarchiv Manfred Frey

Seite 92: Landesarchiv Baden-Württemberg, Staatsarchiv Freiburg B 822/3 Nr. 11

Seite 94: Landesarchiv Baden-Württemberg, Staatsarchiv Freiburg B 822/1 Nr. 1815

Seite 114: Privatarchiv Willi Schroff

Seite 117: Privatarchiv Andreas Müller

Seite 120: Privatarchiv Roland Didra

Seite 123: Privatarchiv Banholzer

Seite 137: Privatarchiv Roland Didra

Seite 146 unten: Wolfram Mikuteit

Alle sonstigen Fotos: Sabine Bade

Autorin und Autor

Sabine Bade, in Konstanz lebende Politikwissenschaftlerin und Buchautorin, erarbeitete für das Gedenkorte-Portal des Studienkreises Deutscher Widerstand 1933–1945 den Themenkomplex NS-Besatzungsverbrechen in Griechenland. Sie veröffentlichte unter anderem die Bücher „Partisanenpfade im Piemont" und „Ausflüge gegen das Vergessen – NS-Gedenkorte zwischen Ulm und Basel, Natzweiler und Montafon". Zudem ist sie Mitautorin des von Florence Hervé herausgegebenen Bands „Mit Mut und List" über europäische Frauen im Widerstand.

Roland Didra, in Allensbach lebender pensionierter Lehrer, gehört zu den Gründern der seit 2005 arbeitenden Initiative „Stolpersteine für Konstanz – Gegen Vergessen und Intoleranz" und recherchierte seither die Biografien von Frauen, Männern und Kindern, die Opfer von Zwangssterilsationen und „Euthanasie"-Verbrechen in Konstanz wurden.

Danksagung

Wir danken den Mitarbeiterinnen und Mitarbeitern des Staatsarchivs Freiburg für ihre tatkräftige Unterstützung bei unseren vielen Rechercheaufenthalten. Dr. Renate Gorre und Wolfgang Hartung-Gorre danken wir dafür, dass sie unser Buch ohne jegliches Zögern in das Programm ihres Verlags aufgenommen haben. Und ein ganz besonderer Dank geht an Professorin Dr. Aleida Assmann, die sofort bereit war, diesem Buch ein Geleitwort voranzustellen.